佐藤由美子
Yumiko Sato

死に逝く人は何を想うのか

遺される家族にできること

ポプラ新書
116

別れることは　つらいけど
仕方がないんだ　君のため
別れに星影のワルツを　うたおう

――〝星影のワルツ〟

はじめに

患者さんを「癒す」ことができるのは、本人だけ

「音楽療法」という言葉を聞いて、あなたは何を想像するだろう？　病院や老人ホームでのコンサート。高齢者が皆で楽しく唄っている姿。CDを聴いて癒されること。そんなイメージを持たれた方も多いかもしれない。私は音楽療法士として長年活動しているが、音楽療法とは、実はもっと奥深いプロセスである。

音楽療法とは簡単に言えば、心身の回復や向上のために、効果的に音楽を使うことだ。たとえば、私が専門とするホスピスであれば、音楽を使ったリラクセーションやカウンセリング、疼痛《とうつう》ケアなどが行われる。また、音楽を通じて言葉にはできない気持ちを表現することができたり、音楽が家族から患者さんへ、または患者さんから家族への最期の贈り物となったりすることもある。

死に直面したとき、人はさまざまな痛みや苦しみを経験する。病気に伴う体の痛みや不快感の大半は、薬をうまく使うことによって抑えることができるが、スピリチュアルペイン（精神的な痛み）は薬では解決できないため、対応が難しい。もちろん、そのような患者さんと向き合わざるを得ない家族の苦しみも、同様に大きく、つらいものとなるだろう。

スピリチュアルペインとは、簡単に言えば、自分らしく生きられなくなった悲しみや、人生の意味を見出せない苦しみ、人生を振り返ってやり残したことへの後悔、大切な人との関係を修復できない苦悩などを指す。それらの痛みを「癒す」ことが容易でないことは、想像できると思う。

そもそも「癒し」とはどういう意味だろうか？　英語ではヒーリング（healing）だが、どちらも日本では受け身のニュアンスで捉えられている。誰かに何かしてもらってよくなる、というようなイメージだ。しかし、本来の意味での「癒し」が実現するためには、その人自身が問題と向き合い、取り組む必要がある。なぜなら、心が回復したり成長したりするために必要な力は、その人の中にしかないからだ。死に直面した人の場合も同じで、彼らを「癒す」ことができるのは、本人だけだ。

末期の病気とともに生きる人びとがもともと持っている力を引き出し、彼らが尊厳ある穏やかな最期を迎えることができる「環境」をつくること。それがホスピスケアの目的であり、音楽を通して患者さんや家族に寄り添い、それを実現するのが音楽療法士の役割だと私は思っている。そしてこの過程において、家族は重要な役目を果たす。いや、家族だからこそ果たせる役目があるのだ。

「看取り」から「見送り」へ

あなたの想像する「看取り」の場面とは、いったいどのようなものだろう。直前まで普通に話をしていて、突然首がカクッとなって亡くなる。それを家族が見守る。このような、よくテレビや映画で見るシーンだろうか？　それとも、医師が立ち会う中で静かに亡くなる、そんなイメージだろうか？

私が今まで見てきた死は、そのどちらでもない。末期の病気の末に訪れる死とは、電気のスイッチを消すようにパッと訪れるのではなく、むしろ、暖炉の火がゆっくりと消えていくように訪れる。急に死が訪れることももちろんあるが、末期の病を患う患者さんの肉体と心は少しずつ変化し、じわじわと死への準備がはじまっていくことが多い。

死の瞬間に医師がそばにいて看取る、というのも稀だ。看護師がいることさえ、実はそんなに多くはない。なぜなら、その必要がないからだ。死とは本来、医療的な出来事ではなく、自然な出来事である。ホスピスケアを受けている患者さんが亡くなるとき、そばにいるのはむしろ家族や友人であることが多い。場合によっては、誰もいないときにひっそりと亡くなる患者さんもいる。いずれの場合も、彼らの死は穏やかで安らかに見える。

そもそも「看取る」という言葉は日本語独特の表現で、英語にはない。「今まで何人を看取りましたか？」という質問をよく受けるが、アメリカでの活動が長かった私には最初、その意味がわからなかったくらいだ。アメリカをはじめとする欧米諸国でよりよいケアについて考えるとき、その焦点はあくまで患者さんにある。彼らのニーズや権利、といったことが最も重要なテーマなのだ。人生の舵をにぎるのは本人であり、それは死に至るまで変わらない。ホスピスケアのみならず、医療における主人公はあくまでも患者さんであり、そういう意味で、医療者や家族は脇役と言える。

一方、日本の医療では、未だ医師が主人公であるケースが多い。また、家族の希望や考えが、患者さんのそれよりも優先される傾向がある。患者さんはあくまで家族の一員であり、大事なことは家族が決めるという考えは、日本独特のものだろう。しかし、欧米諸国と比べたとき、終末期になっても、家族が後悔しないためにどういった「看取り」をするかが大きなテーマとなっていることは驚くべきことだ。

本来であれば、いかに患者さんが穏やかな最期を迎えるか、それを周りがどのようにサポートするか、が焦点となるべきではないだろうか？　私が「看取り」という言葉に違和感を覚える理由は、そこに患者さんではなく、医療者や家族など、ケアをする側を主体にしたニュアンスがあるからなのだ。

人の死に立ち会うことは、赤ちゃんの誕生に立ち会うことに似ている。新しい命をこの世に迎えるように、亡くなる人が次のステージへと向かう手助けをすることが求められるからだ。その感覚は、「看取る」というよりは「見送る」に近い。

看取りの本来の意味は、家族や医療者が死を迎える人に寄り添い、彼らが尊厳を持って安らかな最期を迎えるお手伝いをすることであろう。そして、そのような看取りが日本で十分行われているかと言えば、決してそうとは言えない。

現在、日本国内では、約八割の人が病院で亡くなる。ホスピスケアや在宅ケアを利用する人はごく一部にすぎない。そして、信じがたいことかもしれないが、病院では日々、苦しみながら亡くなっていく患者さんたちがたくさんいる。

自分の意思ではない延命治療を受けている人。治る見込みがないのにいつまでも治療を続けて、その副作用に苦しみ息絶える人。十分な疼痛ケアを受けられず、激しい痛みとともに旅立つ人。彼らの多くは、自分の死と満足に向き合うこともなく、死への準備もできずに亡くなる。それは、とても悲しいことではないだろうか？

ホスピスは「場所」ではなく「ケア」そのもの

私は二〇〇三年に米国認定音楽療法士（MT-BC）の資格を取得したあと、オハイオ州のホスピスで一〇年間働いた。アメリカではホスピスケアが普及しており、死亡する人全体のおよそ四五％がホスピスケアを利用すると言われる。これは病死以外の人も含めた割合なので、かなり多くの人がホスピスを利用していることになる。

この高い数字の理由は、六五歳以上の患者さんに、ホスピスケアがほぼ無料で提供されるためだ。また、対象になるのはがんの患者さんに限らず、どんな病気でも、余命の短い人であれば誰もが受けられる。大半の患者さんは自宅か老人ホームでホスピスケアを受けており、疼痛ケアや家族の休息などのために短期的に病棟を利用するというシステムになっている。つまりアメリカでは、ホスピスは単なる場所ではなく、末期の病気を患う人々に提供されるケアそのものを指すのだ。

二〇一三年に帰国して以来、講演やホスピスでの仕事を通じてさまざまな人から話を聞く機会があった。そこで痛感したのは、日本の終末期ケアはまだまだシステムが整っておらず、その観念すら広がっていないという現状だ。そもそも「ホスピス」や「緩和ケア」といった言葉があいまいに用いられており、医療者の間でも解釈が異なっている。一般の人が混乱するのも当然だろう。

ホスピスと緩和ケアは、どちらも生命を脅かす病を患った患者さんに苦痛がないよう、医療行為のみならず心のケアを提供することを目的としている。そして、ホスピスケアは末期の患者さんに提供されるものだが、緩和ケアは早期の患者さんにも提供される。これがホスピスと緩和ケアの最も大きな違いだ。どちらも本来、病名を問わず必要な人に提供されるべきケアである。

緩和ケアは「苦しみを和らげる」という意味なので、実際はホスピスでも緩和ケアが行われる。それが、このふたつの言葉が誤解されやすい原因のひとつだろう（日本の「緩和ケア病棟」は、実質的にはアメリカの「ホスピス病棟」にあたる)。

混乱を招かないためにも、この本では「ホスピス」に統一しようと思う。また、ホスピスケアにおいては患者さんへのケアだけではなく、家族へのサポートも大切とされるため、この本では友人やパートナーなど、患者さんにとって大切な人、という意味で「家族」という言葉を用いたい。

死に直面した人の体に起こる変化

さて、本論に入る前に、前提知識として共有しておきたいことがある。死に直面した患者さんに起こる身体的な変化についてだ。末期の患者さんはたいてい同じような経過をたどる――そのように思っている人は意外と多いが、実はそうではない。

患者さんが死に至るまでにどのような身体的変化をたどるかには、かなりの個人差がある。たとえば、がんには痛みが伴うと思われているが、必ずしもそうとは言えない。同じがん患者さんでも、疼痛ケアが必要な人もいれば必要でない人もいる。

患者さんが過ごす最後の数カ月には、さまざまなシナリオがある。もちろん、困難な症状が出ることが多いという点は、ほとんどの人に共通するだろう。疲労感、痛み、呼吸困難、吐き気……在宅で介護をしている家族の多くは、その困難に圧倒されてしまうかもしれない。

いよいよ死が近づくと、ほとんどの場合で「兆候（サイン）」が見られる。ゴロゴロと喉から音がしたり、体温が上がると同時に手足が冷たくなったりする。呼吸が不規則になり、止まったかと思えば、しばらくしてまた呼吸しはじめたりする。とても苦しそうに見えるが、本人は必ずしも苦しんでいるわけではなく、あくまでこれも普通の現象なのだ。

彼らが本当に苦しんでいるかどうかは、その表情や体の動きなどからわかる。痛みがある場合は、眉間にしわを寄せていたり、うめき声をあげたり、筋肉が緊張していたり、手足をバタバタしたりと、なんらかのサインがあるものだ。ただ、その痛みの原因を突き止めるのは容易ではない。その原因が身体的なものではなく、心の痛みやスピリチュアルペインによる場合もあるからだ。そして、心の痛みの原因がみんな同じでないことは、言うまでもない。

また、私たちは次のことも理解しておく必要がある。「死」には絶対に共通の点がひとつだけあり、それは、いくら死期が近いとわかっても、実際にその人がいつ亡くなるかは誰にもわからない、ということだ。衰弱したまま数日間生きる人もいれば、たった数時間で旅立っていく人もいる。このいわゆる「待ち時間」は、家族にとって精神的にも肉体的にも最も疲労が伴う期間となる。

飲食をともにできなくなるつらさと向き合う

家族にとっていちばんつらいのは、大切な人が食べ物を受けつけなくなったときかもしれない。末期の患者さんは食欲がなくなり、ものを飲み込むことも難しくなる。しかしそれは、食べることや飲むことに興味を失ったからではなく、死が近づいたときに起こる自然な現象だ。

「お腹がすいているのではないか」「のどが渇いているのではないか」――そのように心配する家族がいるが、多くの患者さんは空腹やのどの渇きを感じていない。痩せ細った彼らを見るのはつらいことだが、本人にとってはそれほど苦痛ではないのだ。

むしろ、ここで無理にものを食べさせたり飲ませたりすると、逆に患者さんを苦しめることになるから注意してほしい。「もう一口」と促す家族の期待に応えるために頑張って食べようとする患者さんもいるが、死期が近づいた彼らの体は食べ物に耐えられなくなっているため、吐き気の原因となったり食べ物が肺に入ってしまったりする。食事そのものが患者さんにとって、精神的な負担とさえなり得るのだ。

「脱水症状」を心配して点滴を希望する家族も多い。しかし、終末期の患者さんにとって脱水は苦しいものではなく、いくつかのメリットがあることも知られている。たとえば、肺の分泌物が少なくなるため呼吸が楽になることや、むくみを減らすこと。消化液が少なくなることで嘔吐、吐き気、お腹の張りを軽減できること。また、脱水状態になると脳からエンドルフィンと呼ばれる麻薬のような物質が出るため、心地よさが増すとも考えられている。

一方で、点滴という行為が、患者さんにとって苦痛となることは意外に多い。点滴が刺さっている感覚や動きが制限されることに耐えられず、無意識に抜いてしまう患者さんもいるし、点滴をすることで体内が水分過剰な状態となり、むくみや痰《たん》の原因となることもある。むくみは痛みを伴うし、痰の吸引も大きな苦痛だ（末期患者への点滴は苦痛を増強する場合があることは、多くの研究から明らかになっている）。

このように、脱水は自然の経過であり、そのほうが患者さんにとっては楽なのだ。だからこそ、ホスピスケアでは点滴をしない、あるいは点滴の量を減らす、などの工夫がなされている。

患者さんに対して何もしないのは、不自然に感じるかもしれない。ホスピス病棟に入院した当初の説明の際、点滴などの延命治療をしないことに同意したはずの家族が、いざ死が迫ると「せめて点滴だけでも」と訴えることが多いのもそのためだろう。

しかし、死が近づいている人への点滴は、赤ちゃんに栄養を与えたり、健康な家族に食事を出したりすることとは根本的に違う。口の渇きを癒してあげたいと思うのであれば、氷片やかき氷などを少しだけあげたり、乾いた唇にクリームを塗って保湿してあげたりするだけで、十分に患者さんの安らぎにつながる。点滴はあくまでも医療行為であり、副作用や合併症が起こる可能性があることを忘れないでほしい。そして、何かしてあげたいという気持ちを、延命治療という形ではなく、他の形で表現する方法があることを知ってほしいのだ。この本がそのヒントになれば幸いだ。

患者さんが最期まで生き抜くための力

「死」に際したとき、人は、今まで命を維持してきたさまざまなものを必要としなくなる。体のエネルギーもどんどんなくなっていく。見守る家族が無力感を抱くのも無理はない。家族や医療者が何をしようと、失われていくものだ。

しかし、それでもなお、患者さんには残されている力がある。それは、スピリチュアル（精神的）なエネルギーだ。本論で詳述するが、それこそが、彼らが最期の瞬間まで生き抜くことを支える力となる。

また、多くの人は知らないが、聴覚は最期まで残る感覚だ。反応がなく、目も開けられない患者さんであっても、耳はちゃんと聞こえている。私は音楽療法士という職業柄、この現象を数え切れないほど目のあたりにしてきた。よくホスピスのスタッフが、患者さんの家族に「まだ聞こえています。声をかけてあげてください」、「言い残したことがあるのなら、伝えてあげてください」と言うのも、それがわかっているからだ。この件に関しては、前著『ラスト・ソング――人生の最期に聴く音楽』（ポプラ社）に詳しいので、参照いただければと思う。

患者さんの身体的変化は、家族にとってつらいものとなる。しかし、それは目で見てわかることなので、ある意味、対処がしやすい。では、家族にとっての本当の困難とはなんだろう？　実は、それこそが目に見えない、そして複雑極まりない、患者さんの心の変化なのだ。患者さんが最期を迎える過程において、家族が最も途方にくれるのが、この変化に直面したときだと私は考える。スピリチュアルなエネルギーは患者さんにとって大きな意味を持つが、それだけに、家族がそれとの向き合い方を考えることは非常に重要になってくる。

なので、この本では、死を迎える患者さん特有の心の変化に焦点を置きながら、家族が見送りの際にできることについて考えていきたい。あなたが大切に思う人の心の中では、いったい何が起きているのか。その変化が起こることで、これまでの関係性はどのように変わっていくのか。遺される家族は、患者さんの心に寄り添うために何ができるのか。私が出会った患者さんとのストーリーを通じて、そのためのヒントを提示していきたい。また、最後の章には、大切な人との永遠の別れに伴う悲しみ、すなわち「グリーフ」と向き合うためのヒントも記した。少しでも、悲嘆に苦しむあなたの心が軽くなってくれることを祈っている。

なお、各事例については患者さんやそのご家族に配慮し、細部など一部変更していることをご了承いただきたい。登場する人物も、すべて仮名としている。

死に逝く人は何を想うのか／目次

はじめに　4

患者さんを「癒す」ことができるのは、本人だけ／「看取り」から「見送り」へ／ホスピスは「場所」ではなく「ケア」そのもの／死に直面した人の体に起こる変化／飲食をともにできなくなるつらさと向き合う／患者さんが最期まで生き抜くための力

第一章　死に直面した人の心の変化　25

末期の病気とともに生きる人たちと向き合う困難／ひとりぼっちで死ぬのは、本当に寂しいこと？／死に逝く人の気持ちがわからない理由／対応が難しい五つの心の変化

一、孤独感 (Isolation)　34
〈ケース1〉トム――誰にもわかってもらえない気持ち／〈ケース2〉池田万里子さん――あきらめたわけじゃない／大切なのはあなたの存在の「質」(quality of your presence)
二、ショックと否定 (Shock & Denial)　46
〈ケース3〉ローラ――信じられないし、信じたくない／なぜセカンドオピニオンを求めるのか？／〈ケース4〉エリカ――なんでこんなことになったの？／「死」はきれいごとではない
三、怒りと悲しみ (Anger & Sadness)　58
〈ケース5〉清水和子さん――「老人ホームに入れるなんて親不孝な娘だ！」／怒りの底にある悲しみや苦しみ／〈ケース6〉大嶋里香さん――「頑張って」「元気になってね」の言葉がつらい／なぜ、共感は難しいのか？／沈黙が気ま

ずい人へのアドバイス／〈ケース7〉ジェーン――明日、目が覚めなければいい／現実には、死を待ち望んでいる患者さんもいる
四、不安と恐怖（Anxiety & Fear） 81
私の祖父／死にまつわる「不確かさ」／〈ケース8〉川井信夫さん――心配なのは、いつまで生きるかわからないこと／選択肢を増やすことで不安を軽減する／宗教は恐怖に囚われた心を救えるか？
五、希望（Hope） 95
死に逝く患者さんの、未来への希望／〈ケース9〉北田雄二さん――もしかしたら治るかもしれない／「死」と向き合い続けられる人なんていない／〈ケース10〉白鳥剛之さん――まだ死にたくないけど、もう近いと思う／正解はなくても、わかろうとする努力はできる

第二章　大切な人のために家族ができること　109

一、やり残したことを叶えるためのサポート　112
〈ケース11〉アレン――娘の成長を見届けたい／〈ケース12〉坂口陽さん――あなたのために唄うワルツ／気持ちを伝えるためのサポート／〈ケース13〉チャールズ――母のロザリオを探して／「もう会えないあの人に会いたい」と言われたら？／〈ケース14〉月舘夕樹さん――「治ったら、また会えるから」／自分のつらさと、大切な人の目に見えないつらさ／悲しみは前もってやってくる

二、その人の人生の物語を知る（ライフ・レビュー）　138
〈ケース15〉小原真美さん――姉との電話／人生という物語に耳を傾ける／〈ケース16〉荒井ツルさん――戦火を生き延びて／死を超えるものとは？／音楽が過去と現在をつなぐ／「ボーナブル」な私たちと「大きな器」の話

三、正直な会話をする――そのための三つの言葉　155
〈ケース17〉岡本テルさん――伝えたいのは「ありがとう」だけ／患者さんは「弱い存在」なのか？／〈ケース18〉千葉三郎さん――「ごめんなさい」／〈ケース19〉井出健太郎さん――母ちゃんのおかげで幸せだった／気持ちを共有すること。そして余命を告げること／〈ケース20〉伊藤愛子さん――私がここにいる理由／今、伝えることの大切さ
四、象徴的なメッセージを見逃さない　179
〈ケース21〉ユージーン――「そろそろ部屋を片づけるとき」／〈ケース22〉平野恵理さん――明日、家に帰らないといけない／ビジョンや夢／死に逝く人に残された「力」／人は自らの「死に時」を選ぶのか／もう逝っていいというサインと「お迎え現象」について／〈ケース23〉前田龍也さん――死んだ母さんが見える

五、音楽で気持ちを伝えるためのヒント　200
〈ケース24〉早川浩さん――音楽が最期の贈り物／なぜ音楽を使うのか？／さまざまな音楽の使い方／あくまでも音楽はコミュニケーション手段のひとつ

第三章　グリーフについて――悲しいのは、当たり前のこと　213

一、グリーフを経験している人の心　216
孤独感／ショックと否定／怒りと悲しみ／不安と恐怖／希望／後悔は避けられない／さまざまなグリーフの症状／〈ヒント1〉最初の一年は大きな決断をしない／〈ヒント2〉自分に優しくする／〈ヒント3〉感情を殺さない――音楽を使ったセルフケアについて／〈ヒント4〉周囲にサポートを求める／〈ヒント5〉同じような経験をした人と知り合う／〈ヒント6〉複雑なグリーフは専門家に頼る

二、遺される子どものグリーフについて 236
なるべくシンプルに真実を伝える／子どものせいではないと伝える。そして、亡くなった人の話を避けない／思春期の子どものグリーフ／グリーフは「克服する」ものではなく、「乗り越えていく」もの

おわりに 244

参考資料 248

第一章

死に直面した人の心の変化

末期の病気とともに生きる人たちと向き合う困難

「あの人が何を考えているかわからない」
「いつも愚痴ばっかり言われるから、こっちも気分が悪くなるわ」
「何もできないから、一緒にいるのがつらい」

このような言葉をご家族からよく聞く。末期の病気とともに生きる人たちに「寄り添う」のは、ベテランの医師や看護師であっても容易なことではない。彼らの心情は複雑でわかりにくく、矛盾していることがしばしばあるからだ。「自分の死は受け入れた」と言った人が、数日後に「もしかしたら、よくなるかもしれない」と言ったりする。「治療をやめてよかった」と言ったかと思えば、その直後に「治療をまたはじめたい気もする」とつぶやいたりする。

現状を受け入れようとする気持ちと、生き続けることへの希望。対照的に見えるが、彼らにとってはどちらも正直な気持ちだ。自分の死と向き合うということは、それほど難しいということなのだろう。

患者さんに寄り添うことが難しい理由のひとつに、彼らの怒りや苛立ちが、いちばん身近な人に向けられることがある。一生懸命介護しているのに、愚痴を言われたり怒られたりする。今まで優しかった人が別人のようになってしまった……、と嘆き悲しむ家族は多い。あなたは、あなたへ突然向けられた怒りに対して、どう対応すればいいのだろう？

怒りだけならば、まだいい。何よりもつらいのは、その怒りの根本的な原因が、患者さんの苦しみや悲しみにあると気づいたときだろう。まだやりたいことがたくさんあるのに、人生が終わってしまうというやりきれない気持ち。病気がもう治らないという絶望感。病気を背負って生きることのつらさ。そんな彼らの苦しさに気づいたとき、あなたはこう思うかもしれない。

「何とかして、この人の苦しみを取り除いてあげたい」と。

でも、それが簡単にはできないからこそ、一緒にいるのがますますつらくなる。何もできないという無力感に襲われる。このようなとき、あなたは患者さんの前から逃げ出したいと思うかもしれない。もしくは何とか励まそうとしたり、問題の解決を図ろうとしたりするかもしれない。

しかし、いずれの場合も、結果的に、患者さんは誰にも自分の気持ちをわかってもらえないと感じ、どんどん孤立してしまうことになる。こういった悲しいすれ違いがたくさん起きてしまうのが、ホスピスケアの現場なのだ。

ひとりぼっちで死ぬのは、本当に寂しいこと？

「ひとりで死ぬのは、やっぱり孤独ですよね？」

先日出会った医師に聞かれた。「ひとりで死ぬ」とは、どういう意味だろう？ 彼によれば、近年ひとり暮らしの高齢者で、身寄りがいなかったり家族が遠くに住んでいたりする人が増えているらしい。そういう人たちが、自宅でひとりで死を迎えるのは寂しいことではないか、と彼は問うたのだ。

確かに、末期の病気であれば周りのサポートや適切なケアが必要だ。しかし、必ずしもひとりだから孤独とは限らない。独居であっても、在宅ケアがしっかりとあれば穏やかな死を迎えることは可能だ。

実際に、私は横須賀でそのような患者さんと出会った。彼は堤さんといって、八〇歳の末期がん患者だった。身の回りのことは自分でできなくなっていたが、どうしても最期まで家で暮らしたいということで、在宅医や訪問看護師などのスタッフの訪問を受けながら、自宅での生活を続けていた。

二〇一四年の暮れ、在宅医と一緒に堤さんを訪問した。彼は無口であまり会話をしなかったが、音楽は嫌いではないらしく、石原裕次郎が好きだと言った。ギターの伴奏で〝夜霧よ今夜も有難う〟を唄うと、痩せ細った体からは想像できないほど大きな声で唄ってくれた。堤さんのベッドの脇にはたくさんの写真が飾られており、それは堤さんと介護スタッフを写したものだった。彼は笑顔で一枚一枚私に説明してくれた。

堤さんは寝たきりで、自宅でひとりで過ごす時間が長かったが、決して孤独ではなかった。最期まで自宅で暮らしたいという彼の希望に耳を傾け、必要なケアを提供してくれる人たちがいたからだ。年明けに堤さんを訪問したとき、彼の意識はもうろうとしていた。それでも私が〝夜霧よ今夜も有難う〟を唄うと、目をかすかに開けて口ずさんだ。横では訪問看護師が、堤さんの手を握りながら一緒に唄っていた。その数日後、彼は自宅で静かに息を引き取った。

死に逝く人の気持ちがわからない理由

独居の人が自宅で最期を迎えるのは、一見悲しいことに思えるかもしれない。しかし、堤さんのケースを見れば必ずしもそうとは言えないことがわかるだろう。

それに、死を迎える瞬間はひとりで、を好む患者さんもいる。大切な人が亡くなるときに、ひとりにさせてはかわいそうだと思い、「ずっと一緒にいてあげたい」と思う家族は多い。ただ、現実には誰もいなくなったときに静かに逝くことを選びたい人もいる。この点については第二章で詳しく触れるが、もしあなたが側にいないときに大切な人が亡くなったとしても、そのことに罪悪感を覚える必要はまったくない。実際、死ぬときはみんなひとりだ。たとえ側に誰かがいたとしても、私たちはひとりで生まれてきて、ひとりで死んでいく。

とはいえ、孤独を感じる患者さんが多いという現実は確かにある。しかも、家族と一緒に住んでいても、病院や施設でたくさんの人に囲まれていても、だ。これはなぜなのだろうか？

あなたには、こんな経験があるかもしれない。都会の人の群れの中で急にひとりぼっちだと感じたり、パーティーで楽しそうに談笑する人の輪になかなか溶け込めないと感じたりする。周りに人はいるのに、つながりを持つことができない。誰も自分を理解してくれないし、受け入れてくれない。末期の患者さんにも、そのような孤独感を抱く人がたくさんいるのだ。

何も周りの人は患者さんに意地悪でそうしているわけではないし、そうしているという実感さえないだろう。あなただってそのはずだ。では、何が問題なのかと言えば、ただ単に、私たちは死を迎える人の心がわからないのである。患者さんだって自分の気持ちをうまく表現できないことが多いし、なかなか心を開かない人もいる。こうして、患者さんと周囲との関係には、すき間ができていくのだ。

何より、最も大きな原因は、私たちには「死」について教えてくれる人が誰もいなかった、ということだろう。昔は死がもっと身近にあり、病気の人に接することも頻繁にあった。だが、今やたいていの死が病院で起こるので、医療者でもない限り、一般の人が死を目のあたりにすることは、一生のうちで数えるほどしかない。ほとんどの病院では、死期が近づいた患者さんは個室へと移される。本人とご家族のためという理由もあるが、むしろこれは、他の患者さんを動揺させないための措置だ。このように日本では、多くの人が死を迎える病院においてさえも、死が遠くに追いやられているのである。

対応が難しい五つの心の変化

このような社会で生きているのだから、大切な人が最期を迎えるときに、彼らの心情がまったく理解できないのは考えてみれば当然だ。自分が経験したことがないことなのだから、いくら本を読み、勉強しても、実感が湧くはずもない。

死を迎える人の心について書いた本に『死ぬ瞬間――死とその過程について』がある。この本を書いた精神科医のエリザベス・キューブラー・ロスは、死の受容のプロセスとして五つの段階を提示している。末期の病気を宣告されたときから死に至るまでに、「否定」↓「怒り」↓「取引」↓「抑うつ」↓「受容」という段階があるという考えだ。これは、欧米であれば一般の人であっても聞いたことがないほうが珍しいほどに浸透している。また、この本は医療関係者を含め、多くの人が死について考えるきっかけをつくったという意味で大きな功績を残した。

ただ、いくつか問題点も指摘されている。そのひとつとして、死を迎える人の心を「段階」として考えた点が挙げられる。彼女は、患者さんがひとつひとつの段階を通過することで、最終的に死を受け入れる「受容」の段階にたどり着くと言った。

しかし、「受容」は何も死という旅の最終地点ではなく、あらゆる段階で見られる現象だ。また、すべての患者さんが五つの段階を通るとは限らない。ひとりひとり道のりが違うため、パターン化するのは非常に難しい。死と向き合ったときに起こる感情やそれへの対応方法は、患者さんがそれまで生きてきた人生や性格、周りのサポートの有無、彼らを取り巻く環境などによっても大きく変化する。患者さんの気持ちというのは波のように絶え間なく変化するし、その変化に特定のパターンがあるわけでもないから、極めてランダムなのだ。

生き方が人それぞれ違うように、死に方だって違う。私たちは、まずこの事実を受けとめる必要がある。手はじめにこの章では、末期の患者さんによく見られる感情で、特にわかりにくく、対応の難しいものに焦点をあてて考えてみたい。

「孤独感」、「ショックと否定」、「怒りと悲しみ」、「不安と恐怖」、「希望」――ひとつずつ追っていこう。

一、孤独感(Isolation)

〈ケース1〉トム――誰にもわかってもらえない気持ち

私がトムと出会ったのは、彼が疼痛ケアのために私の働くシンシナティのホスピス病棟に入院してきたときのことだ。コンピュータープログラマーだった彼は、五一歳の誕生日を迎えた直後に前立腺がんと診断され、その日からホスピスケアを受けはじめた。彼が最近、孤独感を訴えているという理由で、看護師から音楽療法を委託されたのだ。

夏の日の午後、トムの部屋を訪ねると、彼は殺風景な部屋のリクライニングチェアーに腰かけ、本を読んでいた。ふっくらした顔つきで、緑色のパジャマを着ていた。彼は親しみ深い笑顔で私を迎えてくれた。

どんな音楽が好きですか？　そうたずねると、ビートルズが好きだと言った。いくつか私の知っているビートルズの曲を挙げ、その中からトムに好きな曲を選んでもらうことにした。彼は〝イエスタデイ〟を選曲した。

ギターの伴奏で唄いはじめると、トムは読んでいた本をベッドサイドテーブルに置き、いすに深く腰掛け直した。

この曲は、大切な人を失った悲しみ、それによって自分の日常が変わってしまった様子を唄った曲だ。音楽を聴いている間、トムに笑顔はなかった。

「いい曲だね」

曲が終わると、トムはぼそっとつぶやきため息をついた。

「最近あまり誰とも話をしなくなったと、看護師から聞きました」

「ああ、うん……。いや、話がしたくないわけじゃないんだけど、話しても誰もわかってくれないからさ」

「話しても、わかってもらえない？」

「そう。僕はね、三カ月前に死にそうになったんだよ。あのときは本当に死ぬかと思ったなあ」

いたずらっぽく笑っているが、がんを宣告された直後、トムの容態はみるみる悪化し、一時は本当に命も危なかったそうだ。でも、彼はなんとか一命を取りとめた。

「あのときは本当に弱っていた。今はずいぶんよくなったけどね。奇跡的に回復したと言っても過言ではないよ。みんなわかってくれないけど、僕はあのとき死を受け入れた。今、本当に幸せなんだ。こんなに幸せを感じたのは生まれて初めてだ。でもね、僕の家族はそれを理解してくれない」

彼はまた深いため息をついた。トムには奥さんと三人の子どもがいるらしい。

「妻も子どもたちも、僕が家族を心配させないためにそんなことを言っているんだと思っている。でも違うんだ。自分の運命はずいぶん前に受け入れた。だからと言ってあきらめたわけでもない。もし何か新しい治療薬でもできれば、もちろん試してみるさ。でも、そんなことばかり考えていたってしょうがないんだ。わかる？」

以前にも、他の患者さんから同じような言葉を聞いた。死と向き合ったとき、今までにない感謝の気持ちや幸せを感じるという人は多い。そして、自分では死を受け入れることができても、周りの家族がそれをできない場合……彼らはつらい思いをすることになる。トムは家族に気持ちを理解してもらえず、「誰にもわかってもらえない」と思い、孤独を感じるようになったのだろう。

「あなたは自分の状況は受け入れたけれど、かといって希望を失ったわけではないのですね。死と向き合うことで、今まで以上に人生に感謝することができるから、本当に幸せだと感じている。そういうことでしょうか」

「その通りさ！　わかってくれてうれしいよ。僕が今、穏やかな心であることを家族にもわかってほしいのだけど……」

トムが病気を宣告されてから、まだ三カ月余り。奥さんも子どもたちも、その事実と向き合うので精一杯なのだろう。

「ご家族に理解してもらうには、時間がかかるかもしれませんね」

「そうだね……。妻や子どもたちにとってもつらいことだから」

「まだ、状況を受け入れる心の準備ができていないのかもしれません」

「確かにそうだ。僕の言っていることを信じられないんじゃなくて、信じたくないのかもしれないな」

トムはその一週間後、自宅に帰って在宅ホスピスケアを受けながら過ごした。彼が病棟に戻ってきたのは、それから約九カ月後。告知からちょうど一年が過ぎていた。

私はその日、初めてトムの奥さんに会った。メリーという名の背の小さな赤毛の女性で、疲れた顔でベッドの脇に座っていた。トムは目を閉じたまま、お腹でゆっくり呼吸をしていた。話しかけても目を開かない。もう、死はすぐそこまで迫っていた。

メリーは私のことをトムから聞いていたらしく、自然に彼の話題になった。彼は自宅に帰ってから、やり残したことをひとつひとつ解決していったようだ。自分がいなくなったあと、家族が困らないように経済的なことを整理したり、子どもたちへの手紙を書いてメリーに託したりしていたという。

「この人は本当に勇敢だと思う。突然こんな病気になってつらかっただろうに、私たちのことをいつも笑わせてくれたわ。『僕が死んでも悲しまないで、幸せになってくれ』なんて言うの。ねえ、トムらしいでしょう?」

メリーは涙をぬぐいながら微笑んだ。

「この人はいつも、『心の準備はできている』と言っていたわ。最初は信じられなかったけど、今となってはその言葉が救いよ」

トムが静かに息を引き取ったのは、その翌朝のことだった。

〈ケース2〉池田万里子さん――あきらめたわけじゃない

二〇一五年の秋、池田万里子さんという五〇代後半の女性が私の勤める青森のホスピス病棟に入院してきた。疲れた顔でベッドに横たわっていたが、眠ってはいないようだった。夫の貴志さんは、ソファーに座り新聞を読んでいた。

私が音楽の話をすると万里子さんは微笑み、〝朧月夜《おぼろづきよ》〟が聴きたいと言った。昔から好きな曲らしい。ハープの伴奏で唄いはじめると、彼女は急に泣き出した。

「……ありがとう。ここに来てこの曲が聴けるなんて、思っていなかったわ」

歌が終わると、万里子さんは涙をぬぐい、これまでのいきさつを話してくれた。

乳がんと診断されたのは三年前のことで、手術と抗がん剤治療をし、一時は仕事にも復帰したが、二〇一五年の春に再発したという。再び抗がん剤治療を試してみたものの、期待した効果は見られなかった。入院していた前の病院で、彼女はさまざまながん患者と出会ったそうだ。

「私がここに来たいと思った理由は、他の人がどういう状況かを見たからなの」

万里子さんが以前入院していた病院は、がん治療を専門としていて、彼女のように治療を受けている患者さんたちがたくさんいた。同室のひとりは膵臓《すいぞう》がんの末期で体中に転移していたが、最後まで抗がん剤をやめなかったという。

「もしかしたらがんが小さくなるかもしれない。彼女は信じていたわ。そうすれば寿命も延びるんじゃないかって。でも、彼女の死に方は人間らしいものじゃなかった」

治療の効果も見られず、自らの今後を考えざるを得なくなった万里子さんは、そのころからホスピス病棟に行きたいと思うようになった。でも、猛反対したのは夫の喜志さんだった。

「この人は、抗がん剤をやめるっていうことは、死を認めるっていうことだと思っていてね。『あきらめないでくれ』って泣きつかれたわ」

貴志さんは何も言わず、新聞で顔を隠すかのようにしていた。

彼女の決断に驚いたのは、何も貴志さんだけではない。親戚や友人の中には、「家族のためにも治療を続けなきゃだめよ！」と言う人もいた。病室をともにしていた他のがん患者からも、「あなた勇気あるわねえ。ホスピスに行くっていうことは、死ぬっていうことと同じよ」と言われた。同じ病気の人でさえ自分の気持ちを理解してくれない……。万里子さんは、どんどん孤独を感じるようになっていったという。

「でも、私はあきらめたわけじゃないの。これだけはわかってほしい。最期まで人間らしく生きたいだけなの。死ぬのは怖くないけど、自分らしく生きたいのよ」

気づけば、万里子さんの目からは涙があふれていた。貴志さんは新聞を膝に置き、彼女のほうを見て「わかっている」とだけ言った。涙をこらえているようだった。そんな貴志さんを説得したのは、ふたりの息子さんだったという。

「私がここに来てから一週間になるけど、この人、毎日お見舞いに来てくれるの。私の好きなものを買ってきて、夕方までいてくれるのよ。別に何を話すわけでもないんだけど、こうして一緒にいてくれるだけでうれしいの。家に帰る前に、毎日言ってくれるのよ。『じゃあまた明日な。頑張れよ』って。私は、それだけでいい。今まで自分で何でもやる性格で、夫に頼ったことがあまりなかったのねえ。でも、この病気になって人に甘えることを学んだわ。この人には本当に感謝しているの」

「優しい旦那さんですね」

「ええ、そうなの」

貴志さんはくすぐったそうにはにかみ、新聞をテーブルに置いて言った。

「自分ができることは何もないんですよ。こうして一緒にいることくらいしかできないんです」

「でもそれが、万里子さんが今いちばん必要としていることなんでしょうね。一緒にいるというのは、簡単なことではないと思いますよ」

万里子さんはハンカチで目を押さえながら、何度もうなずいていた。

「いや、もう退職しているからさ。別に他にやることもないしね」

貴志さんが笑うと、万里子さんも泣きながら笑った。

「万里子さんには、家族の支えがあるのですね」

「そうなの。本当に恵まれていると思う。だから、家族のためにも早く元気になって家に帰ろうと思うの。大好きなもの食べて、おしゃれをして、私らしく過ごしたい。『ばあちゃんらしくしていれば、がんだって治るよ』って孫にも言われたりしてね」

万里子さんは冗談っぽく笑った。

「早くお家に帰って、好きなように時間を過ごしたいのですね」

「そう。そういう普通のことができたら、自分らしく過ごせると思う」

「それが万里子さんにとっての、『人間らしい』生き方なんですね」

「ええ。今まで大病ひとつしたことがなかったけど、こういう病気になって初めてわかったことがたくさんあるわ。これも勉強だって思っているの。たくさんの人に支えられて、感謝の気持ちでいっぱいよ。だからね、早く元気になりたいわ……」

体を起こし、万里子さんはベッドに座った。泣きはらした目だが、表情はとても穏やかに見えた。貴志さんも、優しい目で彼女を見守っていた。

「さっき〝朧月夜〟をリクエストした理由はね、私の尊敬する友人がいつも唄っていた歌だからなの。つらいとき、いつもあの人みたいに生きたいなって思う。もうずいぶん前に亡くなったんだけどね、彼女のことを考えると勇気が出るのよ」

数週間後、万里子さんは自宅に帰っていった。

大切なのはあなたの存在の「質」(quality of your presence)

ホスピス病棟に来るということは、患者さんにとっても、それを支える家族にとっても大きな決断だ。また、緩和ケアについてはまだまだ誤解も多く、「緩和」と聞いただけで「死」を連想したり、「ホスピス」＝「死ぬ場所」と思っている人も多かったりする。患者さんたちはこのような偏見とも向き合わなければいけなくなるため、ますます「孤独」を感じることになる。

まだ入院して間もない万里子さんには、さまざまな感情が入り交じっていた。家族への感謝の気持ちと、早く元気になりたいという気持ち。人間らしく生きられなくなることへの不安。あきらめたわけではないことをわかってほしいという願い。

彼女はそれを、話をすることで少しずつ整理しているようだった。貴志さんや息子さんたちの理解と愛情が、彼女にとっては何よりも大切だったのだろう。「何もできないけど一緒にいる」――そんな貴志さんの存在は、万里子さんにとってかけがえのないものだったに違いない。誰にもわかってもらえなかった孤独感は、それを受けとめてもらえたときに感謝の気持ちに変わったのだ。


トムや万里子さんのように、心境をわかってもらえないと嘆く患者さんは本当に多い。ふたりとも自分の直面した現状を受け入れていたが、「あきらめたわけではない」とも言った。彼らはその複雑な心境を、家族に理解してほしかったのだ。

私たち周囲の人間にできるのは、死と向き合う人たちが自分の気持ちを表現したときに、それを疑わず、信じることだ。それがどんなに矛盾した感情でも、自分の気持ちと違っていても。もしあなたが大切な人の「死」を受け入れられないとしても、彼らの「死に対する気持ち」を受けとめることはできるはず。そして、あなたの受けとめる心が、患者さんの精神的な回復につながり、つらい時期を乗り越える力となる。

彼らが穏やかな死を迎えるのに必要なのは、何においてもまず、理解してくれる人の存在である。

二、ショックと否定（Shock & Denial）

「死はいつも、季節はずれに訪れる」――これは、ネイティブアメリカンのオマハ族チーフ、ビック・エルクが残したとされる有名な言葉だ。どんな人にも死はいつか必ず訪れるものだが、それがいつかはわからない。死はまさに、思いがけないとき（out of season）にやってくるものなのである。

だからこそ、その現実と直面したときに、最初に起こる反応が「ショック」と「否定」なのだろう。病気であることや死が迫っていることが信じられない、信じたくない。重い病気であればあるほどショックは増す。そして多くの人は、そんなことはあり得ないと事実を否定することで、つらい現実に対応しようとするのだ。

この反応を、「Defense Mechanism（ディフェンス・メカニズム）」と言う。日本語では「防衛機制」と訳されることが多い。要は、自分自身を守るために起こる現象だ。この状態がどれだけ続くかは人によって異なる。しかし、たいていの場合、時間ともにショックも薄れていく。なぜなら、病気が進むにつれて、自らの体の変化を否定することができなくなるからだ。

〈ケース3〉ローラ――信じられないし、信じたくない

二〇〇四年、正規の音楽療法士となりホスピスで働きはじめたころ、「キャンサー・サポート・コミュニティー」というところで定期的に音楽療法を行っていた。アメリカ全土にある非営利団体で、がん患者やサバイバー（がんとともに生きる人）、家族などを対象にサポートを提供している。

ある日、セッションに来ていたローラを見て驚いた。彼女は、私の働くホスピスでボランティアをする女性だったからだ。黒髪で背の高いローラはまだ三〇代前半で、昔オペラ歌手をしていたと聞いていた。週に一度は病棟に来ていて、患者さんのマニキュア塗りを担当していた。

ローラとはそれまであまり話したことはなかったのだが、その日、彼女が実はがんサバイバーだと知った。今回セッションに参加したのも、ホスピスでボランティアを

しているのも、それが理由だというのだ。セッションのあとで話を聞いてみた。

ローラは二八歳のとき胃がんを告知されたという。それは、夢が叶った矢先のことだった。実はその年、彼女はあこがれのニューヨークでオペラ歌手としてデビューしたばかりだったのだ。その四年前には高校時代から付き合っていたレオと結婚し、仕事も家庭もまさに順風満帆。幸せの真っただ中で受けた告知だった。

当時の話をしているとき、ローラは急に小声になった。

「何かおかしいと思ったのよ。かかりつけの主治医に診てもらったら、大学病院で検査するように勧められてね。検査をして、告知されたときは信じられなかったわ。二八歳でがんだなんて、信じられるはずがないでしょう？　家族でもがんで死んだ人なんていなかったし、私はずっと、健康だけは自慢だったのよ」

高校時代から声楽を勉強するかたわら、水泳では競技会に出場するほどの腕前で、体力には自信があった。突然の体の変化に戸惑いを隠せなかったが、がんだけは絶対にあり得ないと思ったという。誤診ではないか？　誤診であってほしい。そんな願いから、ローラはセカンドオピニオンを求めることにした。

ところが、別の病院でも結果は同じ。もう疑うことができなくなった。こうしてローラは、医師のアドバイスに従い手術と抗がん剤治療を受けることにした。治療中は、「なぜ私が？」という問いに悩まされ続けたという。レオ以外の人に介護されることを拒み、彼につらく当たってしまう日々が続いた。症状がひどいときは、死にたいとさえ思ったこともあったそうだ。

「車の中には銃を隠していたわ。それくらい精神的に追い込まれていたの」

そんな彼女を支えたのは音楽だった。大好きなオペラのCDにあわせて唄うと、音楽が自分の苦しみや悲しみを洗い流してくれるように感じたという。昔のような声は出なくなっていたが、彼女は唄い続けた。

告知から半年ほど過ぎたころ、ローラの中で変化が起こったという。きっかけは、親友の赤ちゃんの突然の死だった。

「がんを宣告されてから、『なんで私がこんな病気にならないといけないの？』ってずっと思っていた。こんなに早くに死ぬかもしれないという現実が、あまりにショックで受け入れられなかったから。でもあるとき思ったの。『なぜ、私じゃいけないの？』って。赤ちゃんだって死んでしまうことがあるし、若い人だって病気になる。みんな、自分だけはそうならないって思っているだけだったのね。私もそうだった。

でも、例外はない。誰もがいつか死ぬ。ただそれがいつかわからないだけ。そう気づいたの」

そこから、ローラは少しずつ自分の現状を受け入れられるようになった。レオが自分の死後、再婚して幸せになれるよう、相手の探し方のアドバイスまでしたそうだ。

告知から三年経った今では、ローラはホスピスでボランティアができるほど体力がつき、症状に苦しむこともなく日常生活を続けている。彼女の状態には医師も驚いているようだったが、再発の不安は消えない。

「今は、〝今〟を大切に生きるだけよ」――ローラは語った。

なぜセカンドオピニオンを求めるのか？

ずっと健康で生きてきた人が、突然がんだと宣告されたらショックも大きいだろう。ローラのように若い人の場合はなおさらだ。本人にとっても周りにとってもショックの度合いは大きい。彼女は最初のショックと否定の後、怒りや絶望感に悩まされる時期が続いたという。現状を受け入れられるようになるまでに時間を要した。

なぜ、患者さんはセカンドオピニオンを求めるのか？　ローラはその心境も語ってくれている。アメリカでは当たり前と考えられているセカンドオピニオンだが、日本ではまだまだできづらい。医師の中には、それを快く思わない人もいる。

しかし、死に直面した人の心境を理解できれば、セカンドオピニオンを求める理由がわかるだろう。決して医師への不信感からではない。病気の宣告があまりにもショックで信じられないだけなのだ。逆にセカンドオピニオンによって、病名や治療という現実を受けとめられることもある。

ただし、患者さんが何度も続けてセカンドオピニオンを求める場合は、真実を否定してしまっている可能性が高い。否定の気持ちはさまざまな行動となって現れる。薬を飲むことや診察を忘れたり、激しい痛みがあるのにそれを認めなかったり、薬の量を増やすことを拒否したり。このような行為は本人のためにも良くないばかりか、周りで見ている家族にとってもつらいことになる。

ただ、ローラのように、たいていの場合は、時間の経過に伴って否定の感情は和らぐ。病状の進行とともに心の準備ができることもあるから、無理に急《せ》かしたり、現実を突きつけたりしないほうがいいだろう。かといって、もちろん嘘はつかないほうがいい。もしあなたまで患者さんの死を否定してしまったら、患者さんは心の準備ができたとしても、あなたに心を開いてくれなくなる。この人は私をわかっていない、そう思われてしまうだろう。もしくは、あなたを傷つけたくないという思いから、本心を打ち明けなくなるかもしれない。

では、否定の状態にある患者さんにはどのような対応をとるのが適切なのだろう？

たとえば、余命いくばくもない患者さんが「早く元気になって海外旅行に行きたい」と言ったとする。それに対して「そうね、きっと行けるわよ」と言えば嘘になる。かといって、「旅行できるような体じゃないことはわかっているでしょう？ 海外旅行なんて無理よ」などと言えば、本人を傷つけることになる。ここで大切なのは、彼らの言葉の奥底にある希望に気づくことだ。わかってほしいのは、「海外旅行にまた行きたい」という希望。つまり、「海外旅行にまた行きたいんだね」と、患者さんの言葉を反復し、本人の気持ちを確認するだけでいいのだ。それだけでも患者さんは気持ちをわかってもらったと感じ、自分の気持ちを自覚することもできる。もちろん、何も言わずにただ耳を傾け、彼らの気持ちを受けとめるだけでも十分だ。

〈ケース4〉エリカ——なんでこんなことになったの？

死と直面した人の心の変化には、ひとりひとりペースがある。私にそのことを教えてくれたのは、エリカという女性だ。彼女のケースは、前著『ラスト・ソング』でも紹介した。

末期の子宮がんでホスピス病棟に滞在していたエリカは、日系三世で四〇歳のインテリアデザイナー。そして彼女は、一五歳になるひとり娘を育てるシングルマザーでもあった。

病気を宣告されたのは、ほんの数カ月前のこと。そのときにはすでに末期の状態で、本人にとっても家族にとってもあまりにも突然のことだった。エリカは告知が信じられなかったが、みるみる体力は落ち、仕事を続けることを断念せざるを得なくなった。介護が必要となり、ホスピス病棟に滞在するようになってからも、エリカは現実と向き合うことができずにいた。少しでも痛みが軽減したり、吐き気が緩和されたりするだけで、「私、よくなっているのよね？」と医師や看護師にたずね、病気の進行について聞くことを極度に嫌がった。

彼女の状況を心配した看護師が音楽療法とアートセラピーを委託したが、彼女は両方とも拒んだ。エリカはアーティストだったからこそ、アートに触れることを避けた。

自分がかつてのようにはそれをできなくなった現実を、思い知らされるのがつらかったのだろう。彼女はソーシャルワーカーやチャプレン（聖職者）の訪問も断った。一日中部屋に閉じこもり、月日だけが流れていった。

ある日、めずらしくエリカが車いすに乗って中庭に出ていた。満開になった向日葵《ひまわり》を見ていたのだ。

「本当にきれいね。私の家にも庭があって、毎年たくさんの花が咲くのよ」

エリカはうれしそうに言った。

「お花、好きなんですね」

「ええ。早く家に帰って、またガーデニングがしたいわ」

私は、ただうなずくことしかできなかった。エリカの容態は確実に悪くなっていて、体重もかなり落ちていた。おそらく、彼女は自宅に帰ることも、ガーデニングをすることも、二度とないだろう。でも、それを思い出させるのはあまりにも酷だ。彼女はこの瞬間だけでも、健康な昔の自分を想像したかったのだろう。

秋になると、エリカの体はますます衰弱し、食欲もなくなった。その変化に呼応するかのように、彼女は周りのサポートを受け入れはじめた。

ある日、エリカは「娘に何かを残したい」と看護師に言った。残された時間が少ないと察したのかもしれない。彼女は、アートセラピストと一緒に手形のモビール（彫像）をつくりはじめた。粘土を使って手をかたどり、風鈴のように吊り下げて飾るのだ。彼女は驚くような真剣さとエネルギーで、一週間ほどかけてつくりあげた。

同じころ、エリカは私をサンクスギビング（感謝祭）のディナーに招待してくれた。彼女はもう食べることもできなかったが、最後に家族とサンクスギビングを祝いたいと言って、病棟でディナーを計画したのだ。その特別なイベントに私を招待してくれたのは、驚きだった。

当日、エリカはそれまでに見たこともないような満面の笑みで、家族が食事をする光景を眺めていた。ひとり娘のリサと、熱心にエリカの介護をしていた父親。わざわざ遠くの州からやってきて、食事を用意した親戚。周りの協力のおかげで、エリカの願いを叶えることができたのだ。

しかし翌日、エリカの容態は急変し、意識のない状態になった。私はそのとき初めて彼女の病室に入り、父親のリクエストで〝椰子《やし》の実〟を唄った。

でも、その直後のことだった。突然目を開けて、彼女がつぶやいたのだ。

「なんで……？　なんで、こんなことになったの？」
そのときの彼女の困惑とショックでゆがんだ顔を、私は一生忘れることができないだろう。それが、彼女の私への最期の言葉となった。

「死」はきれいごとではない

エリカとの出会いから一二年以上の月日が経った今、こうして振り返ってみると、彼女の複雑な心境は多くの患者さんに共通のものだと思う。死ぬということは、決してきれいごとではない。人生が終わることへのショックや否定の気持ちから、一歩前に進むには時間がかかる。歩むペースがひとりひとり違うように、死への準備にもそれぞれのペースがあるのだ。周りはそれを見守ることしかできないが、患者さんの心の準備ができたときにはしっかりサポートしてほしい。それが重要だ。

多くの患者さんは、身体の衰えとともに精神的な変化も経験する。エリカも、何カ月もの間、現状を見つめられないでいたが、最後の最後には死が近いことを察し、行動を起こした。娘のためにモビールをつくり、サンクスギビングを祝い、家族との思い出を残した。その一面だけを見れば、彼女は自分の死を「受け入れた」と言えるだろう。でも、彼女が最期に私に残した言葉は「信じられない」という生々しいまでの想いだった。それが、彼女の正直な心境だったのだろう。

患者さんの心の変化は、直線上で考えることはできない。さまざまな感情が行ったり来たりするものなのだ。

三、怒りと悲しみ（Anger & Sadness）

末期の病気とともに生きる人たちは、ときに「怒り」を抱えることがある。「なぜこんな病気になってしまったんだ！」――この誰にぶつけていいのかわからない怒りを感じるのは、普通の反応だ。そして、その怒りはさまざまな方向に向けられる。病気を早期発見できなかった医師。介護をするスタッフ。しかし、最も多いのは身近な家族に対してだろう。

もし、あなたが怒っている患者さんに対して「怒ったって仕方がないでしょう？」「ありがたく思わないとだめよ！」などと言ってしまえば、本人をますます怒らせることにしかならない。やがてそれは口論になり、言葉はエスカレートし、あなただって傷つくことになる。一緒にいることもつらくなるだろう。

大切な人に怒りを向けられたときは、まずその人の怒りの根底にある気持ちに注目してみてほしい。その原因は、苦しみや悲しみであることに気づくはずだ。

〈ケース5〉清水和子さん――「老人ホームに入れるなんて親不孝な娘だ！」

清水和子さんは、旦那さんを若くして亡くしてから、娘と息子を女手ひとつで育ててきた。子どもたちが自立し、北海道を離れてからは、札幌の自宅でひとり暮らしをしていた。趣味が豊富で、八〇歳になっても習字やピアノの習い事を続けたという。

和子さんに変化が起こったのは一年前のこと。自宅で倒れて起きられなくなり、救急車を呼んだ。診断は心不全だった。今後ひとりで住むのは難しいということになり、和子さんは青森にある娘の優子さんの家に移り住んだ。

こうして娘夫婦と孫ふたりとの生活がはじまった。札幌を去ることはつらかったが、最初はなんとか穏やかに生活していた。しかし、半年ほど過ぎたころから義理の息子との折り合いが悪くなり、顔を合わせれば言い争いするようになった。

優子さんは小学校の教員をしていたため、家庭と仕事の両立だけでも精一杯だった。そこに母親の介護と家族間のもめごとが加わり、難しい決断を迫られた。県外に住む兄は経済的な支援はしてくれていたが、それ以上は頼ることができず、優子さんは旦那さんと相談した結果、母親を老人ホームに入居させることにしたのだ。つらい決断だったと思う。

自宅からすぐ近くにある老人ホームは、近所での評判も良い。優子さんはここなら大丈夫だろうと思い、母親を入居させたという。ところが、入居した日から和子さんは優子さんに毎日電話をしてくるようになった。

「早く家につれて帰って！　こんなところに入れるなんて、なんて親不孝な娘だ！」

和子さんは、電話するたびに優子さんを怒鳴りつけた。今まで見たことのない母親の一面に優子さんは驚き、罪悪感にさいなまれるようになった。面会に行っても同じような言葉を浴びせられ、優子さんは次第に母親と顔を合わせることが億劫になっていった。優子さんが私に連絡をくれたのはそのころだった。和子さんに音楽療法のセッションをしてくれないか、と頼まれたのだ。

二〇一五年の夏、優子さんと一緒に和子さんの住む老人ホームへ向かった。窓から木漏れ日が差し込む午後、和子さんは車いすに座り、静かにテレビを見ていた。小柄で上品な感じの女性で、私を笑顔で迎えてくれた。優子さんに対しては少しよそよそしい雰囲気だったが、来てくれたことを喜んでいるようだった。

三人で輪になって座り、ふたりの名前を入れた歌でセッションをはじめた。

「こんにちは、和子さん。こんにちは、優子さん」

メロディーにのせて一緒に唄っていると、娘の名前を口にしながら、和子さんが突然泣き出した。

「ああ……優子っていう名前はね、私がつけたのよ。優しい子って書いて、優子」

「優しい子に育ってほしい、という願いを込めてその名前をつけたのですね」

和子さんは泣きながらうなずいた。

「和子さん、名前の通り、優しい娘さんですね」

「ええ、ええ。そうなの。本当に昔から優しい子なの。だから私、つい甘えてしまって……。多分、困っていると思うの」

「困っている？」

「ええ。毎日電話して意地悪なことばかり言ってしまうから。家に帰りたいって……。電話したあとに悪いことをしたと思うんだけど、それでもまたかけちゃうの。他にやることもないから」

下を向いて涙をぽろぽろとこぼす和子さんを見て、優子さんがつぶやいた。

「……悪いと思っていたなんて、知らなかった」

「和子さんは、家に帰りたくても帰れない苛立ちを優子さんにぶつけてしまっているようですね。でも、それは確かに、優子さんにとってはつらいことだと思います」

「そうよね。娘には本当は感謝している。でも、いつも悪口ばかり言ってしまう」

しばらく経って和子さんは顔をあげると、今日、初めて優子さんと目を合わせた。

「ごめんなさい」

和子さんの言葉に優子さんは静かにうなずくと、ハンカチで目を押さえた。

「ここでの新しい生活には慣れましたか？」

和子さんはしばらく考えてから言った。

「ここは寂しいわ……。やることがないから退屈だし。友だちだっていない」

「生まれ育った場所を去ってここに来たのですから、友だちも遠くにいるのですね」

「そうね」

「それは、寂しいですね」

「そうなの。友だちは札幌にいるの」

和子さんは、病気になったことでいろいろなものを失った。住み慣れた場所から引っ越し、自立した生活もできなくなった。故郷、友だち、自活……すべて和子さんにとって大切なもの。優子さんに向けていた怒りは、この喪失感からきていたのだ。

和子さんは〝故郷《ふるさと》〟が好きだというので、三人で唄うことにした。和子さんは泣き止むと、大きな声で唄った。

兎《うさぎ》追いしかの山
小鮒《こぶな》釣りしかの川
夢は今もめぐりて
忘れがたき故郷

「ああ、懐かしい。唄うとストレス発散になるわね！」

「そうですね。和子さんは音楽がお好きなんですね」

「そう！」

「ピアノを習っていたと聞きましたよ」

「うん、あまり上手じゃないけれど、弾くのは好き。でも、ピアノはもうない……」

ピアノもまた、札幌を去るときに手放したものだ。

「もしピアノがあったら、弾きたいと思いますか？」

「うん、弾きたい！」

先ほどリビングルームを通ったときに、小さなグランドピアノがあったことを思い出した。それを使わせてもらえないだろうか？　セッションのあと、老人ホームのスタッフと相談し、許可をもらった。付き添いで誰かがいるときであれば、弾いてもいいとのことだった。ホームを出ると、優子さんが言った。

「母が私に悪いことをしていたって、自覚していたことを知れただけでもほっとしました。つらい気持ちや悲しみが、母の怒りとなっていたんですね」

その後、優子さんは和子さんを訪問するとき、一緒にピアノを触るようになったという。優子さんも子どものころにピアノを習っていたそうで、音楽はふたりにとって共通の趣味だったのだ。

怒りの底にある悲しみや苦しみ

和子さんのように、大切な人に怒りをぶつけてしまう患者さんは多い。しかし、それを個人的に捉えないほうがいいだろう。彼らの怒りは他の感情（深い悲しみや喪失感、現状への苛立ちなど）が原因となっていることを思い出してほしい。「友だちに会えないのは、寂しいよね」「いつも助けを求めないといけないのは、つらいと思う」「あなたはそのことに関して、イライラしているみたいだね」というように、患者さんの怒りに反応するのではなく、悲しみや苦しみに共感してみるのだ。

死と向き合う人は、今まで大切にしてきたすべてを失うという感覚に襲われている。家族、友人、仕事、趣味、ペット、将来の夢。過去も未来も、文字通りすべてだ。患者さんは、この打ちのめされるような悲しみと向き合っていることを、周りの人には知っておいてほしい。それに気づいて初めて、怒りに囚われた患者さんを励まそうと考えることもできる。

しかし、励ますのもまた難しい。なぜなら、その励ましが患者さんから悲しみを表現する機会を奪い、喪失感を一層深くしてしまうこともあるからだ。

〈ケース6〉大嶋里香さん――「頑張って」「元気になってね」の言葉がつらい

大嶋里香さんは三二歳の保育士だ。子どもが大好きな里香さんは、短大を卒業してからずっと同じ保育園で働いている。まだ独身だが、いずれ結婚し、子どもを持つ夢を持っていた。

ところが彼女は一年前、突然ＡＬＳと診断された。最初、手に力が入らなくなり病院を受診した。首が原因ではないかと言われたが、症状は改善せず、日に日に悪化した。大きい病院であらためて検査してみて、やっとＡＬＳであることが発覚したのだ。ＡＬＳは筋《きん》萎《い》縮《しゅく》性《せい》側《そく》索《さく》硬《こう》化《か》症《しょう》という病気で、身体の自由がどんどん失われていく。やがて呼吸も困難になるのだが、意識ははっきりと残っているし、そのまま死に至る恐ろしい病だ。

「本当にビックリしたし、信じられなかった……」

里香さんはゆっくりと、途中で何度も息つぎをしながら話をした。診断されてからまだ一年しか経たないが、彼女の病気の進行は驚くほど速い。もう歩くこともできないし、話をするにも苦労する。

この日、私は都内のある病院を見学していて、そこで里香さんと出会った。彼女は自分が診断を受けるまで、ＡＬＳという言葉をテレビで聞いたことはあったが、まさか、自分がその病気になるなんて思ってもいなかったという。

「まだショックだけど……仕方がない」

里香さんは今も車いすで仕事に通っている。仕事は好きだが、通うのはつらいという。体はもちろんだが、何よりも、周りの人たちが何事もなかったように接してくるのがつらいそうだ。

「子どもたちはね、『どうしたの?』って、聞いてくる。でも、そのほうが、いいの……。でも、大人は違う。『頑張って』とか、『元気になって』とか、『治療法が見つかるかもしれないんだから、あきらめたらだめだよ』とか、言うから……」

「そのほうが、つらいのですね」

里香さんはコクリとうなずいた。

「だから、笑ってようって、思うんだけど……つらいから、お母さんに、当たっちゃう……」

里香さんは母親に介護されている。母親にとっても、娘の介護をすることはつらいだろう。それはわかっているのだが、里香さんには悲しみを打ち明けられる相手がいない。だから、ちょっとしたことで母親に怒りをぶつけてしまうそうだ。

「今まで……、ＡＬＳの人と、会ったことある?」

里香さんは声をひそめて質問した。アメリカのホスピスで働いていたときに、多くのALSの患者さんと出会ったことを話すと、彼女は驚いたようだった。日本の緩和ケアやホスピスの対象は主にがん患者で、ALSの人々は対象ではないからだ。

「ホスピス……。その人たち、どんな……感じだった？　知りたい」

真っ先に頭に浮かんだのは、ブルースというALSの患者さんだった。彼は五〇代前半で、ホスピス病棟に入院してきたときにはすでに、指を動かすことも言葉を発することもできない状態だった。彼の唯一のコミュニケーション手段は、目を動かすこと。それにもかかわらず、彼はいつも笑顔を絶やさなかった。ホスピスのスタッフにも家族にも笑顔で接していたが、音楽療法のセッション中はいつも泣くのだった。

昔バンドでドラムを叩いていたブルースは音楽が大好きで、いつもヘッドホンで大好きなジミ・ヘンドリックスを聴いていた。彼にとっては音楽が唯一の心の支えだったのだろう。セッション中に私が音楽を弾くと、それが何の音楽であっても、彼は涙を流した。ずっとこらえていた気持ちが、滝のようにあふれ出しているようだった。

ある日、セッション中に看護師が入ってきた。しかしそのとき、彼女は泣いているブルースを見て動揺してしまった。

「泣かないで！　あなたが泣くと、私まで悲しくなるから……」

看護師が涙ながらに訴えると、ブルースは必死で泣き止み、笑顔をつくった。彼女はひと安心した様子で部屋を出て行ったが、ベッドの上のブルースは、やりきれない悲しい目をしていた。そのとき本当に彼がすべきだったことは、笑顔で周りを慰めることではなく、泣きたいだけ泣くことだった、と私は思う。しかし、それさえできない苦しみを、彼は抱えていた。ブルースも里香さんと同じように笑顔でふるまうことで、周りにつらい想いをさせないようにしていたのだ。

里香さんは、まっすぐな目で私を見ながらブルースの話に耳を傾けていた。

「そうなんだ……。その人の気持ち、わかる……。私、ひとりじゃないんだね……。そう、私もよく、音楽、聴いているよ」

そう言って彼女は、花柄のバッグからスマートホンを取り出した。

「ドリカム、好き？　〝さぁ鐘を鳴らせ〟っていう曲、知ってる？」

ずっとアメリカにいたから知らないと私が言うと、彼女はスマートホンで聴かせてくれた。

「もしも」はなくて　「もう一度」もなくて　「巻き戻し」も出来なくて
夢の中でも　震える手は止まらなかった
言葉にならない　想像さえ追いつかない　出会いと別れ
自分自身で　思い知るしかないようなこと
なんてキツいんだろう　これが生きるということなら
すべて投げ出したくなる気持ち　それでも抱えたら
さぁ鐘を鳴らせ　ちからふりしぼれ　それだけが
今日を越えていく唯一の術なら　今は
一日ずつ一日ずつ　響かせていくしかないから

まるで、里香さんの心境をそのまま表しているような歌詞だ。曲が終わると、彼女は顔をあげて笑顔で私を見た。

「いい曲ですね」

「でしょう？　すごく、好きなの」

「つらいけど一日一日を乗り越えていくしかない。今の里香さんの気持ちですか？」

「うん。音楽は、悲しいときとか……、ひとりのときとか……いつも、聴いてるの。音楽って、いいよね」

誰にもわかってもらえない気持ち。誰にも言えない気持ち。音楽はそれを表現してくれる。別れ際、彼女は「聴いてみてね」と、笑顔でそう言うと、他にもいくつか好きな曲を教えてくれた。

なぜ、共感は難しいのか？

あなたが大切に思っている目の前の患者さんたちは、自分の悲しみを誰かに何とかしてもらおうとは思っていないし、問題を解決してほしいと思っているわけでもない。彼らが必要としているのは、安心して気持ちを表現できる環境と、共感してくれる相手だ。しかし、共感とは見送りの過程において最も難しいことのひとつである。

里香さんは、病気に対するショックがまだあるものの、現状は受け入れていた。でも、周りからの「あきらめないで」、「元気を出して」という励ましに押しつぶされそうな気持ちを、誰にも打ち明けられないでいた。それが母親への怒りの原因だった。

里香さんの悲しみは、私にも伝わってきた。彼女と話していると、自分の心の悲しみに触れるようで苦しかった。周りが里香さんの気持ちと向き合えないでいるのは、彼女を大切に思っていないからではない。あまりにもつらいからだと思う。誰かの苦しみや悲しみに寄り添うということは、自分の心の中の痛みにふれるということに等しい。だからこそ「共感」は難しいのだ。

沈黙が気まずい人へのアドバイス

私たちが患者さんを無理にでも励まそうと思う理由として、気まずさが挙げられる。何もしてあげられない戸惑いや無力感は、何か言うことで一時でも和らぐかもしれない。しかし、何も言葉が出てこないときは、無理に言葉を見つける必要はない。私たちは、そういうときほど余計なことを言ってしまう。沈黙は患者さんと家族、双方が気持ちを整理し、受けとめ合うために必要な時間であることを知ってほしい。

「何と言っていいかわからない」と、私は今まで何度患者さんに伝えたことだろうか。死と向かい合う人たちといると、どんなに心の奥底を探っても適切な言葉が見つからないことが多々ある。だが、正直に気持ちを伝えたことが彼らとの距離を縮め、信頼関係を築いてくれた。

彼らと接することで、私たちは自分自身の死すべき運命（mortality）を思い知らされる。それが、気まずさのもうひとつの理由だ。患者さんを励ますことで、私たちは何とか「死」の話題を避けたいのである。死への恐怖を取り除くことはできないとしても、まずは自分の抱く恐怖心や不快感に気づくこと。それが大切だ。そうすることではじめて、患者さんを本当の意味で支えることができるのだと思う。

〈ケース7〉ジェーン――明日、目が覚めなければいい

二〇〇八年九月、ＣＯＰＤ（慢性閉塞性肺疾患）を患う九二歳のジェーンという女性がホスピス病棟に入院してきた。目はほとんど見えず耳も遠いため、本を読むこともテレビを見ることもできない。

彼女は離婚していて、長年シンシナティ郊外のアパートでひとり暮らしをしていた。数年前にＣＯＰＤと診断されてからは、老人ホームで生活。そして、そこで転倒したことがきっかけで病棟に来た。ジェーンはいつもこわばった表情で訪問客を寄せつけず、些細なことでスタッフを怒鳴りつけているという。日々孤立していく彼女を心配した看護師が、私に音楽療法を委託したのだった。

ジェーンを訪問した日、彼女は目をかすかに開けて静かにベッドに横たわっていた。痩せ細った体は白のシーツに覆われていて、小さな顔だけが見えた。私が自己紹介をすると、ジェーンはかすかに私のほうを向いたが、目を合わせることなく答えた。

「昔は音楽が好きだったけど、今は興味ない。私は耳が遠いから音楽は聞こえない」

大きな声で話せば普通の会話は聞こえるのだが、音楽は聞こえないと確信しているようだった。でも、話をするのはいやではないようだ。

「私は目も見えないし、耳も聞こえない。もう誰の役にも立たないのよ」

私の返答を待たずに、彼女は続けた。

「ここに来てからどこへも行けなくなったわ！　歯医者に行ったり髪を切りに行ったりしたいのに、できないのよ！」

彼女は衰弱し、ひとりで歩ける状態ではない。車いすでの移動さえ困難だ。おそらく本人もそれは理解しているのだろうが、寝たきりが何カ月も続いて苛立ちも限界に達しているようだ。痩せた体からは想像できないほどの力強い声で、彼女は続けた。

「ここに来たとき、お気に入りのシャツを何枚か持ってきたの。でもそれが見つからない！　ここはキャンプ場か何か⁉　いったいなんのための場所なのよ！」

最近、ジェーンはよく物がなくなったと言っては、スタッフや家族を怒鳴りつけているという。本当に物がなくなったのかはわからなかったが、私はそのことよりも彼女の気持ちのほうが気になった。

「いろいろな苛立ちがあるようですね」

「もちろん苛立っているわよ！　私はね、いつ死んでもいいと思っているの。心の準備はとっくにできているんだから」

「いつ死んでもいい？」

「ええ。もうずっと前からそう思っているわ。長い人生だったしね、いろいろなことをした。退職してからはボランティアをした時期もあったけど、今はもう何もできない。役立たずの人間なのよ。私がやることと言ったら、不平不満を言うことだけ。だから早く逝きたいの。でも、それを言うと『そんなこと言っちゃだめ』とか『もっとポジティブに考えないと』とか言われるだけだわ」

ジェーンが病棟に来てからすでに三カ月が経つ。その間ずっと、彼女は静かに死が訪れるのを待っていたというのだ……。

「待つというのは、つらいことでしょうね」

私が言うと、彼女は大声で泣き出した。

「もしこんな状態で、あと何年も生きたらどうする？　それが本当に怖い……」

「今の状態であと何年も生きるということは、ないと思います。いずれ状態は悪化して、死は訪れるでしょう。ただ、それがいつかわからない。それがあなたの悩みなのですよね？」

「ええ、その通りよ……」

ジェーンは深いため息をついた。

「あなたの、今の希望は何ですか？」

「希望？　そうね……今日眠りについて、明日目が覚めないこと」

彼女の目は、涙であふれていた。病気とともに生きる苦しみ。十分長く生きたのだから、これ以上苦しまずに旅立ちたいという願い。死を待つだけのつらさ。彼女の怒りの奥底にはさまざまな苦しみが隠されていたが、彼女の心の傷はもっと深かった。私はそれを、あとから知ることになる。

二週間後、彼女はいつものようにベッドに横たわっていた。私に気づくと、左腕を伸ばし足元を指さした。

「ここ。この辺に座ってハープを弾いてみて。あまりに近くだと聞こえないんだけど、ちょっと離れたところだとよく聞こえるときがあるのよ」

前より穏やかだ。クラシックが好きだというのでバッハのメヌエットを弾いた。

「ああ、聞こえるわ。前のようには聞こえないけど、やっぱり音楽はいいわね。実は私、昔ピアノを弾いていたことがあったの」

ジェーンの母親はピアニストだったそうだ。子どものころから母親のピアノを聴いて育ったので、いつしか自分もピアニストになりたいと思うようになったという。

「でも、母は妹にしかピアノを教えなかった。なぜか私には教えてくれなかったの」

ジェーンの表情が急に暗くなった。幼いジェーンは何度もピアノを習いたいと母親に頼んだが、母親は妹にだけピアノを教え続けた。その理由は幼いジェーンには想像もつかず、ただ母親に拒絶されたという記憶しかなかった。彼女がようやくピアノを習いはじめたのは、結婚してからだった。どうしても弾きたいという気持ちがあったのだという。でもそのたびに、つらい思い出がよみがえった。

「私は母に愛されていない。ずっとそう思っていたわ。母とは最後まで、歩み寄ることはなかった……」

母親が亡くなってから四〇年近く経った今でもつらい思い出は消えていない。彼女は涙をこらえているように見えた。

「母が死んでから、昔のことを考えることはあまりなかった。ただ自分が病気になって、こうして時間を過ごすようになって、あのときのことが蘇ってきて……」

「それもまた、苛立ちの原因のひとつなんでしょうか？」

「そうね、多分そうなのよね」

自分らしく生きられない苦しみだけではない。ジェーンは、母親に愛されなかったという悲しみも抱えていた。それが怒りの源泉だった。

死と向かい合ったときに湧き上がる気持ちは、ときに過去の思い出と重なる。死とは人生を映し出す鏡のようなものだと言うが、私たちは人生の最期に、自分の過去を避けて通ることはできないのだ。

その後、ジェーンが亡くなるまでの二カ月間、私は彼女を訪問し続けた。彼女はほとんどの時間を寝て過ごすようになったが、音楽療法の時間のときだけは目を開けて、話をしたり音楽を聴いたりした。起きているときは冗談を言うようになったし、誰かを怒鳴りつけるようなこともなくなった。少しずつだが、彼女の本来の姿が取り戻されつつあるかのように見えた。

　ジェーンはつらい日々を乗り越えながらも、最期まで希望を持ち続けた。それは、「今夜眠りについて、翌朝目が覚めない」こと。長い人生を歩んだ彼女は、ただ早く、安らかに逝きたかったのだ。

「死っていうのは、電気のスイッチを消すようには訪れないものね」

　よくそう語っていた彼女は、冬が近づいた一一月の朝、静かに息を引き取った。

現実には、死を待ち望んでいる患者さんもいる

「自分はもう役に立たない人間だ」と言ったジェーンから、私は多くのことを学んだ。その御礼を彼女に伝えられなかったことを、私は今、後悔している。

　末期の患者さんにとって、死は必ずしも避けたいことではなく、待ち望んでいる変化（transition）となることもある。自分らしく生きられない状態で生き続けることが、どれだけつらいことか……。

　患者さんの怒りはコインの表でしかない。その裏には、必ずその人なりの苦悩がある。彼らを直接助けることはできないとしても、あなたや周りの誰かが手を差し伸べ

ることで、患者さんが患者さん自身の心を救う手助けはできるかもしれない。
ジェーンは私に、そんな希望を教えてくれた。

四、不安と恐怖(Anxiety & Fear)

私の祖父

「死ぬときはぽっくり逝きたい」——若者から高齢者まで、そう願う人は多い。

ただ、なかなかそうはならないから難しい。九六歳で亡くなった私の祖父も、晩年はそのような死を願っていた。二〇〇九年の夏、福島で農業を営んでいた祖父を訪ねたときに交わした会話を、今でもよく思い出す。

「畑に行って、帰ってこなければ本望だ」

仏さまの前にあるこたつに座り、祖父は笑って言った。よくよく話を聞くと、冗談ではないようだった。祖母が数年間寝たきりになり、そのまま亡くなった姿を見たこともあって、自分はぽっくり死にたいと願うようになったらしい。

「実は高血圧の薬を飲んでいるんだ。こんなもの、もう飲まなくてもいい。早くお迎えが来てほしいと思っているんだから。でも、寝たきりになると困るから飲んでいるんだよ」

祖父は、たんすの引き出しから白い紙袋を取り出した。病院の名前が大きく書かれた紙袋には、たくさんの薬が入っていた。

「この年になるとすべて悪い。でも、毎朝畑には行くようにしている」

祖父はスクーターに乗れなくなってからも、自転車でなんとか畑に行っていたと、母から聞いていた。これも、寝たきりにはなりたくないという強い意志の表れだったのだろう。彼の恐れていたことは死そのものではなく、自分らしく生きられなくなることだった。その気持ちは、〈ケース7〉で紹介したジェーンと共通していた。

死と向き合ったときに人間が感じる「恐怖」は、死そのものへの恐怖というより、死に至るまでの恐怖である場合が多い。祖父のように寝たきりになることを恐れる人もいれば、痛みが増すのではないか、苦しいのではないか、適切なケアが受けられないのではないか、と不安になる人もいる。

このような場合、周りの協力で患者さんの不安は軽減される。祖父の場合は延命治療をしないでほしいという希望を家族に伝え、同意を得たことで、随分気持ちが楽になったようだ。畑でぽっくり死にたいという願いこそ叶わなかったものの、祖父は寝たきりになることなく、数年後、穏やかに亡くなった。また、死がどのように訪れるのかが不安な患者さんには、医師や看護師からの説明も必要だ。本人が意思表示できなくなっても、痛みがないようにケアすることなどを具体的に説明してもらうことで、患者さんの不安を和らげることができる。

死にまつわる「不確かさ」

このように、不安や恐怖の中身が具体的であれば対応の仕様もある。ただ、対処が難しいのは死の過程の特質、つまり、「不確かさ」から起こる不安だ。

「人間が抱く最も古く強い感情は恐怖であり、その中で最も古く強い恐怖は、不確かさの恐怖である」と語ったのは、ホラー作家のハワード・フィィリップス・ラヴクラフトである。彼の言うように、人間にとってわからないことほど恐いものはない。結論を知ってしまえば「そんなものか」ということであっても、その正体がわからないままに予期しているときは恐ろしく思えてしまう。死を迎えるまでの過程は、まさにこの「不確かさ」とともに生きることに等しいため、患者さんの中には恐怖心が募っていくのである。

これは生きているすべての人間に言えることだが、正確な余命は誰にもわからない。そして、私たちは日々それを意識していない。自覚していないことは不安にならないから、もしかすると潜在的に意識しないようにしているのかもしれない。しかし、末期の患者さんの場合は、残された時間を嫌でも意識せざるを得ない。しかもそれがどれくらいかはわからないので、計画も立てられない。これから家族にかける負担や金銭的なことなど、さまざまな不安に襲われることになるのだ。

何より、不確かなことはコントロールできない。病気でなくても、これはすべての人に共通することだ。そして死とは、すべてのコントロールを失うということに等しい。いつ、どこで、どのような最期を迎えるのかわからず、患者さんは自分の人生の舵をとれないような感覚に襲われる。まるで暗闇を歩いているような状況だ。このような精神状態は、身体的な症状として現れることがある。たとえば、「夜眠れない」という症状もそのひとつだ。

〈ケース8〉川井信夫さん——心配なのは、いつまで生きるかわからないこと

六〇歳の川井さんの体は、もうひとりで歩くこともできないほど弱っていた。彼は末期の肺がんが体中に転移していた状態で、三カ月間病院で治療を受けたのち、二〇一六年の一月に私の働く病棟に入院してきたのだ。

私は週に一度、彼を訪問した。川井さんは民謡やロックが好きで、若いころはダンスをしていたこともある。音楽の趣味は幅広いが、彼は「落ち着く音楽が聴きたい」とよく口にした。私がハープを弾いたり、彼のなじみ深い歌をギターの伴奏で唄ったりすると、硬い表情が和らいだ。最初は口数も少なかった彼だが、少しずつ体調が良くなるにつれ、心の内を語るようになった。

二月の雪の日。川井さんを訪問すると、彼はベッドに横たわりテレビを見ていた。一見いつもと同じように見えたが、挨拶しても笑顔がない。

「今週の調子はどうですか？」

「あまり良くない。最近、夜眠れないんだ……」

川井さんが不眠を訴えたのは初めてのことだった。病棟に来てからの彼は食欲も出てきていたし、リハビリの成果もあってひとりで歩けるようになっていた。しかしその日、彼の表情はいつもより暗く、元気がなかった。ボソボソと話して、目も合わせない。

「一日中動いていないから眠れない、という患者さんもいますが、川井さんの場合もそうでしょうか?」

「いや、そうじゃない。不安なことがあって……」

テレビに目をやる川井さん。しばらくの間、沈黙が続いた。どうやらこの話については、これ以上話したくないようだ。

先週のセッションで川井さんが聴きたいと言っていた、「黒石よされ」のビデオを一緒に見ることにした。青森県黒石市に伝わるお祭りだ。川井さんは民謡が好きで、東北地方の民謡についてとても詳しい。私がノートパソコンで映像を流すと、彼はテレビを消し、真剣な顔で民謡に合わせて踊る人たちの映像を見ていた。すると、大好きなねぶた祭りのことが自然と思い出されたようだ。

川井さんは青森市内で生まれ育った。この地域の人たちにとって、ねぶたは一年の最大行事だ。川井さんにとってもねぶたは特別で、毎年跳人《はねと》(踊り子)として参加してきた。

「若いころは遊んでばかりいたなあ。青森の人間は祭りが好きだからね」

川井さんにようやく笑顔が戻った。

「遊びが好きなんですね。でも、お仕事も忙しかったのでは？」

「うん、仕事はなくなることがなかったからね」

川井さんは電気技師で、青森市内で電気店を営んでいた。仕事の話をするときの川井さんの目は輝いていた。

「仕事が好きだったんですね」

「まあね、死ぬまで仕事するつもりだった」

川井さんはいたずらっぽく笑った。

「じゃあ、仕事をやめるのはつらかったでしょうね」

「そうだね、本当に最後まで仕事したいと思っていたからね……。だから、病院にも行かないで自分で痛み止めを飲んでいたんだよ。ひとりで働いていたから、病気のことは誰にも気づかれなかったしね」

川井さんは数年前から胸の痛みがあったそうだ。あまりにも強烈な痛みだったので、自分でもがんだと直感したらしい。でも、病院には行こうと思わなかった。

「なぜ、病院に行かなかったのですか？」

「だって人間死ぬときは一緒。どうせ死ぬなら、最後まで仕事して死のうと思った」

「自分らしく死にたい、ということでしょうか？」

「うん」

「お話を聞いていると、川井さんからは後悔は感じないです」

「後悔はしてない。やりたいことはやったし、死ぬのは怖くないんだ。ただ心配なのは、いつまで生きるかわからないこと。もし、予想以上に長く生きることになったら、お金が困る。もう仕事はできないから……。とはいえ、がんは脳に転移しているから治ることはないんだ。明日死ぬかもしれないし。何もわかんない」

「明日死ぬかもわからないし、どれだけ生きるかもわからない。それが不安につながっているわけですね」

「そう。こないだ先生にも聞いてみたんだよ。『いつまで生きることができるか』って。でも、『わかりません』って言われた」

「先がわからない状態で生活するというのは、大変なことだと思います」

「そうだね」

「そういうことをいろいろ考えて、夜眠れないわけですか？」

「うん」

「誰か不安を話せる人はいますか？」

「あまり悩みは人に言わないんだ。でも話したら少し楽になった」

「奥さんにはお話しされないのですか？」

「しない。あまり心配かけたくないしね」

この日、川井さんは末期の患者さんがよく経験する「不確かさへの不安」を語った。最初はあまり詳しく話したくない様子だったが、音楽回想法（第二章で詳述）を通じて過去を振り返りながら、少しずつ気持ちを表してくれた。

翌週。いつものように川井さんを訪問すると、彼は私を見るなり言った。

「昨日もまた眠れなかったんだよ」

先週よりも緊迫した声だ。

「先週は、これから先のことが不安で眠れないというお話でしたが、まだそのことが気になって眠れないのですか？」

「いや、昨日の夜中、救急車で運ばれてきた人がいたんだ。たまたま廊下を歩いていたときに見たんだけど、もうここに着いたときには亡くなっていたみたい。そのあといろいろ考えてしまって、眠れなくなったんだ。次は俺の番なのかなあ、とか……」

川井さんはいつになく早口で話をした。私はうなずきながら耳を傾けた。

「この前も隣の部屋の人、亡くなったみたい。みんな何も言わないけど、ここにいればそういうことわかるんだよね。そうするとやっぱり、自分のことも考えてしまう」

「他の人が亡くなっていくのを見ると、自分の死についても考えてしまうわけですね」

「そう」

「川井さんは以前から、『死ぬのは怖くない』とお話しされていますよね？　でもやはり、恐怖はあるのでしょうか？」

「うーん、どうなのかな。死ぬのが怖いっていうよりも、いつ来るかわからないってことのほうが怖いかもしれない」

しばらく話をすると、川井さんは少し落ち着いたようで枕に頭をおろして横になった。死への漠然とした恐怖は本能的なものなのだろう。死は怖くないと語る患者さんでも、なんらかの怖さはあるのかもしれない。誰にとっても初めての経験だし、当然のことだ。

その数週間後、川井さんは在宅ケアに移った。うれしい気持ちと今後の不安で複雑な心境ではあったようだが、病棟をあとにするときは満面の笑みだった。

選択肢を増やすことで不安を軽減する

死に直面した人たちの抱える不安や恐怖を取り除くことは、難しい。ただ、川井さんのように、話すことで気持ちが楽になる場合はある。たとえそれが一時的であっても、ひとりで抱えるのではなく、誰かと共有することが心の支えになる。

また、死と向き合う人には、なるべく「コントロール感」（sense of control）を持たせることが重要だ。コントロール感とは文字通り、本人にコントロールできる「感覚」があるということだ。私たちはコントロール感が少なくなればなるほど不安を感じやすくなる。わかりやすい例をあげると、車よりも飛行機のほうが怖いという人ははるかに多い。統計から見れば、車よりも飛行機のほうがはるかに安全なのに、なぜだろう。車の運転は自分でコントロールできる、もっと正確に言えば、コントロールできる「感覚」がある。一方、飛行機は自分の身を他人に任せなければいけないのでコントロール感が低い。だから恐怖が増すのだ。

すでに書いた通り、死が不安で怖いのはすべてのコントロールを失うことになるからだが、死そのものをコントロールできないにしても、できることはある。患者さんがなるべく、他の面で選択できることを増やすのだ。それで不安を軽減できる場合がある。たとえば、誰がいつ面会に来るのかなど、患者さんの一日の出来事において彼らの意思をできるだけ尊重する。もし誰かが面会に来る予定だったとしても、その日に患者さんがキャンセルできるようにしてほしい。末期の患者さんは日々体調が変わるので、このような配慮は必要だし、何よりも本人に選択権があることが重要だ。患者さんが食べたいものを選べるようにするというのも、効果的なアプローチだ。ホスピスにおいては、患者さんが医療用麻薬を自己管理し、必要なときに服用する工夫もされている。これは痛みを軽減する上で有効なだけではなく、本人のコントロール感を向上することにもつながる。

　音楽療法の場合も同様に、それを受けるかどうかはまず本人の意思を確かめる。音楽をいくつか挙げて、患者さんに聴きたい曲を選んでもらうことを「ソング・チョイス」というが、これはコントロール感を高めるための介入方法のひとつだ。このようにして、患者さんがコントロール感を持てるようにするというのは、彼らを「尊厳を持った人間」として尊重するためにもとても重要なことだと思う。

宗教は恐怖に囚われた心を救えるか？

恐怖に関連して、多くの人から聞かれる質問にお答えしたい。それは、「宗教を信じている人は死を恐れないのか？」という問いだ。多くの日本人は特定の宗教を信仰していないから穏やかな死が迎えられないのではないか、欧米人はクリスチャンだから安らかに死を受け入れられるのではないか。このように考える人は驚くほど多い。

簡単に答えると、宗教の有無で死への恐怖をはかることはできない。キリスト教徒の場合、天国に行くという希望が死の恐怖を和らげる場合もあるが、その反面、地獄へ行くかもしれないという恐怖とともに亡くなる人もいる。今まで出会った中で最も死を恐れた人は、皮肉にも信仰深い人だった。日本人の患者さんは仏教徒や信仰を持たない人が多いが、「亡くなった人がお迎えに来てくれる」「死んだ人にあの世で会いたい」という希望に支えられている患者さんは多い。

死への恐怖は、宗教よりもむしろ「スピリチュアリティー」に関係している。スピリチュアリティーには幅広い意味があり、日本語への訳が難しいため、国内では宗教と同じように解釈されているが、両者は異なるものだ。宗教とはある集団の信仰であるのに対して、スピリチュアリティーとは神聖なものと自分、世界と自分との関係性、を指す。他人を思いやる気持ち、感謝の気持ち、自分を生き生きとさせるもの、人生に意味を与えるもの。そういったものが、その人のスピリチュアリティーと言える。つまり、すべての人に宗教心があるわけではないが、スピリチュアリティーは誰もが持っているものなのだ。

この世に何を残したか、というのは多くの患者さんが人生の最期に考えることであり、そしてふと気づくことでもある。これもまた、スピリチュアリティーの重要な側面だ。私たちは死ぬときに、人生で得たものを持ってはいけない。死んだあとに残るのは、自分が他人に与えたものだけだ。他者といい関係を築き、満足した人生を送った人ほど後悔は少ない。そして、そういう人ほど死を恐れないものだ。だからこそ、「やり残したこと」を解決することが、患者さんの不安や恐怖を軽減する上でとても大切になる。詳しくは、第二章を参考にしていただければと思う。

五、希望（Hope）

死に逝く患者さんの、未来への希望

希望とは、人間にとって本質的なものだと私は思っている。

希望がなければ人生ははじまらないし、意味あるものとして終わらない。そう語ったのは発達心理学者のエリック・エリクソンだが、事実、治る見込みがなかったとしても、患者さんにはさまざまな希望がある。「お正月を家族と過ごしたい」「家で最期のときを過ごしたい」「孫に会いたい」「旅行したい」「好きなものが食べたい」「好きな音楽が聴きたい」「ペットと生活したい」。まずは、患者さんにどのような希望があるかを知ることが大切だ。そして彼らの希望を叶えることが、心の支えにつながる。

たとえば、死後、大切な人に会えるという希望に支えられる人もいる。その場合、あなた自身の信じ方（belief）がどうであれ、患者さんの希望を受けとめて、ただ支えてほしい。あるいは、もし患者さんがそう信じていないのであれば、「あの世で○○に会えるじゃないの」などと、あなたの観念を押しつけないようにしてほしい。尊重すべきはあくまで、彼らの希望なのだ。

死が近いことを受け入れた患者さんでも、「もしかしたら治るかもしれない」という希望を持っていることは多い。そして、そのことに戸惑う家族もまた多い。

〈ケース9〉北田雄二さん——もしかしたら治るかもしれない

北田雄二さんは、私の勤める病棟に何度も入退院を繰り返す六三歳の男性だ。彼が二〇一五年の一一月に入院したとき、今回の入院がおそらく最後になるだろう、と誰もが感じていた。

ある日、妻の美希さんがダイニングルームのいすに座っていた。彼女のことはそれまで何度か見かけたことはあったが、話をするのは初めてだった。毎日面会に来ていて、何時間も付き添っている美希さんの顔には疲れが出ていた。

「お疲れになっていませんか？」

「ええ、疲れてはいるわ。ここに来ても何かできるわけじゃないけど、それが私にできる最後のことだからね。あの人だってもう、長くないと思うし……」

美希さんが病院に来ないと、雄二さんは不安になるようで、よく電話をしてくるらしい。だから彼女は毎日病棟に来ているのだと言う。

「旦那さんはもう長くない、と感じているのですね？」

「ええ、ずっと見てきているからわかるの……」

雄二さんは二年前の健康診断で、肺に黒いかげが見つかった。そのときは治療を勧められることもなく、薬を処方されただけだった。しかし、一年後の再検査で黒いかげは広がり、肺がんを宣告されたのだった。手術をしたが、すでにがんは骨にまで転移していて、末期の状態だった。

「もしも最初の検査でがんだとわかっていたなら、助かったかもしれない……。あの人も私も、そういう気持ちがあるの」

美希さんは肩を落とした。

「後悔が残っているわけですね」

「そうなのよ。まあ、言ってもしょうがないんだけどね。ただ、八〇になるまで一緒にいると思ってたの。運命だと思うしかないけど、やっぱり悲しいわね」

二人は結婚生活四〇年目。いいときも悪いときもあった、と美希さんは語った。

「私には考える時間もあったから、心の準備はできているのよ。ただ、あの人が最近変なことを言うの……」

「変なこと？」

「ええ。一週間くらい前にこう言ったのよ。『俺はもう来年までもたないから、お正月を一緒に過ごすのは無理だ』って」

「自分はもう長くないと悟っているのですね」

「そう思うでしょう⁉　私もそう思ったのよ。そしたら一昨日、なんて言ったと思う？　テレビで新しく開発された薬のニュースをやっていたの。それを見ながら言うのよ。『俺のがんを治す薬も見つかるかもしれない』って！　本当にビックリしたわ。まだ治るかもしれないって、本当に思っているのかしら」

美希さんは目を丸くして言った。

「なるほど。雄二さんには、もしかしたら治るかもしれないという希望がまだあるのでしょうね」

「そうなのかしらねえ」

美希さんの口からため息が漏れた。

「もう二年以上もこの病気とつき合ってきて、考える時間もあったはずでしょう？　もうあんなに痩せてしまっているし、全然食べられないのよ」

「そういう姿を見るのはつらいですよね」

「そうなの……。でも、あの人も心の準備ができていると思っていたから、私も落ち着いていたの。でも一昨日の言葉を聞いて、あの人が何を考えているのかわからなくなってしまって……」

「雄二さんのように、死を目の前にしてそれを自覚しながらも、もしかしたら治るかもしれない、という希望をどこかに抱いている患者さんは多いです」

「そうなの？」

私は今まで出会った患者さんで、同じような経験をした人の話をした。雄二さんのような複雑な心境は、死を迎える人にとってごくごく普通のことであり、心配する必要はないことを伝えると、美希さんは安心したようだった。

雄二さんは、それから約一カ月後に亡くなった。本人が暗示した通り、お正月を迎える前だった。

「死」と向き合い続けられる人なんていない

死を見つめることは、太陽を見つめるようなものだ、とよく言われる。短い間だけなら考えることはできても、長い間ずっと直視することはできない。末期の患者さんが、病気が治ることへの希望を打ち明けたからといって、必ずしも死を受け入れられていないというわけではないのだ。周りから見れば矛盾した気持ちを抱えるのは、末期の患者さんの特徴でもある。

しかし、本人が急に「もしかして治るかもしれない」という非現実的な希望を語ったら、あなたはきっと困ってしまうだろう。私たちは、どのようにその希望に答えたらいいのだろうか？

「そんなことあるはずない」と否定すれば、彼らを傷つけることになる。かといって「そうよね、もしかしたら治るかもしれないわよね」と、思ってもいないことを口にして励ますことは、正直な会話にはつながらない。

このようなときは、「もしかしたら治るかもしれないっていう希望があるのね」と、患者さんの言葉を反復するといい。彼らはそれだけで、自分の気持ちを理解してもらった、と感じるだろう。もしくは、「いや、そうじゃなくてこういうことなんだ」と、自分の気持ちを明確にする機会につながるかもしれない。いずれにしても、彼らは答えを求めているわけではなく、気持ちを受けとめてほしいだけなのだ。

〈ケース10〉白鳥剛之さん――まだ死にたくないけど、もう近いと思う

雪が溶けはじめ、春の気配が感じられるころ、白鳥さんは入院してきた。彼は直腸がんの患者さんで、まだ五〇代だった。白鳥さんは青森出身だが、若いころから神奈川県で働いていたという。独身の白鳥さんは、がんを宣告された一年前、治療のために家族の住む青森に帰ってきたのだ。

「君、フィリピン人？」

初めて白鳥さんの部屋を訪れた日、彼は私を見て言った。大きな黒目をキョロキョロさせ、お腹は大きく腫れている。彼はベッドの脇に腰かけ、手にはテレビのリモコンを持っていた。私がフィリピン人ではないと言っても、その話をやめない。どうやら彼は、フィリピンに特別な想いがあるらしい。

「昔よくフィリピンに行ったんだ。言葉は話せなくても、友だちってできるもんなんだ。そう、タガログ語の歌とかないの？　タガログ語の曲が聴きたいなあ」

何度もフィリピンに行っている内に、タガログ語の歌が好きになったという。以前はCDをたくさん持っていたが、神奈川の自宅を去るときにすべて処分してしまったそうだ。今になって、彼はそれを後悔していた。ただ、さすがに私もタガログ語の歌は知らない。彼は英語の歌も好きだと言ったので、ルイ・アームストロングの〝この素晴らしき世界〟を唄うことにした。歌の間、彼は目を閉じていた。

「いい曲だね。ああ、もう一度だけフィリピンに行って友だちにさよならしたい。でも、無理だろうな……」

白鳥さんは涙を流し、ティッシュに手を伸ばすと、これまでの人生を語った。トラックの運転手をしていた白鳥さんは、忙しい日々を送っていた。夜も寝ないで働いたという。「だからがんになったんだよ」――ポツリとつぶやいた。忙しい仕事の合間をみてフィリピンに行くのが、彼の唯一の楽しみだった。職場の同僚がフィリピン人だったので、彼の家族や友人とも親しくなり、タガログ語を勉強したこともある。ジェットスキーやバナナボートなど、マリンスポーツを楽しんだ。そして何よりも、フィリピンの人びとが好きだと言った。しかし、一年前にがんを宣告された。その後、抗がん剤治療を繰り返したが、効果より副作用がひどく、治療を断念。疼痛ケアのためにホスピス病棟に入院してからは、痛みもずいぶんよくなったが、完全になくなったわけではない。精神的にも身体的にもつらい状態にあった。

部屋を去るとき、次回までにタガログ語の歌を探してくると伝えると、彼は静かにうなずいた。翌週、白鳥さんはまたベッドに座ってテレビを見ていたが、私を見るとテレビを消した。

「先週よりも具合が悪いんだ。多分、六月までもたないと思う」

唐突にそう言い「夜眠れなくてさ」とつぶやいたかと思うと、急に声を張りあげた。

「夜中にテレビを見ていたら看護師が入ってきて、音を低くしてほしいって言われてさあ。それから三〇分くらいしてまた来て、もっと音下げてほしいとか言われてさあ。ホント、頭にきた！」

彼はときどき、このような突発的な怒りが込み上げてくることがあるようだ。

「他の患者さんもいるので、仕方なかったのでしょうね」

「それはわかっているけどさあ、頭にくるんだよ！　だって、テレビも見られないいんだよ⁉　耳が聞こえにくいんだから、音を上げないと聞こえないじゃないか！」

「なるほど。聞こえないのであれば、イヤホンを使うのはどうでしょうか？」

「だめだ！　イヤホンは耳が悪くなるんだよ」

あと二カ月も生きないだろう、と自分で言っている人が、耳が悪くなる心配をしている。つじつまが合わないが、それを言っても仕方がない。

「自分の家じゃないですからね、いろいろな意味で自由がないというのは、つらいことだと思います」

「そう……。夜眠れないとひとりぼっちだしさあ」

彼は下を向いた。

「じゃあ、夜は長いでしょうね」

「うん、長い……」

しばらく沈黙が続いた。白鳥さんはうつむいたまま、じっと床を見つめていた。彼の怒りには、いろいろな原因があるようだ。体も心もしんどい状態が続き、何か気持ちのはけ口がほしいのだろう。だからスタッフに怒りをぶつけている。言葉ではきついことを言うが、本当は寂しいのだ。

「今日はパソコンを持ってきたので、タガログ語の歌を一緒に聴きましょうか？」

「ああ、いいよ」

私たちは一緒にYouTubeでタガログ語の歌を聴いた。彼は遠くを見るような目で、静かに耳を傾けていた。女性の澄んだ声が、夕日をバックに流れた。曲が終わっても、白鳥さんは何も言わない。私から口を開いた。

「この曲、聴いたことありましたか？」

「うん、あるよ。フィリピンで聴いたことがある」

「タガログ語の曲は初めて聴きましたけど、落ち着く感じですね」

「そうでしょ？　タガログ語の歌は気持ちが安らぐよね。だから好きなんだ。やっぱり俺は六月までもたないと思う。先週はまだ食べていたんだけど、今週はもう食べられない。食べたいっていう気持ちはあるんだけど、食べると痛いんだ。話をすると息切れするし。もう近いって自分で感じるんだよ」

彼は淡々と語った。

「自分の体は、自分がいちばんよくわかるのかもしれませんね」

「そうだと思う。最近は目もおかしくなってきているし、昼か夜かもわからないようなときもある。痛みもまだあるし、ホントつらい。でも、まだ死にたくはないんだ」

「今とてもつらい状態だけど、それでもまだ生きたい、と」

「そう。毎日ががんとの闘いだよ。どう考えても負けてるとは思うんだけどね。でも、もしかしたら治るかもしれない、っていう気持ちもあって……」

白鳥さんはむくんだ足に目をやった。

「もう残り短いのではないかと思うけど、もしかしたら治るかもしれないという気持ちもあるわけですね」

「うん、やっぱりそういう気持ちはあるんだよね。痛みさえなくなって呼吸も楽になれば、大丈夫なんじゃないか、とか。もう一度治療をはじめたらもしかして、とかさ。いろいろ考えるんだ。まあ頑張るしかないよ、つらいけど」

白鳥さんは顔をあげ、笑顔をつくろうとした。

「一日一日を乗り越えるしかないのですね」

「そうだね。どうなるかわからないけど、自分なりに頑張るしかないね」

もう死が近いだろうという認識。でもまだ死にたくないという気持ち。そして、もしかしたら奇跡的に良くなるのではないかという気持ち。白鳥さんはこの日、入り交じった心情を、隠すことなく語ってくれた。

それから二週間後、白鳥さんはほとんど意識のない状態となった。私がハープを弾くと少しだけ目を開けて私のほうを見たが、またすぐに目を閉じた。音楽は聴こえているようだった。彼は穏やかな表情で、ゆっくりと呼吸していた。

この日は先日一緒に聴いた曲や、その他のタガログ語の曲を収録したＣＤを持参していた。ＣＤであれば寝ている間も流しておくことができる。私は部屋を出る前にＣＤをかけた。すると数時間後、彼の容態が急変した。いつ亡くなってもおかしくない状態になり、看護師が家族に連絡をした。その直後に、白鳥さんは静かに息を引き取った。彼が亡くなったとき、部屋ではタガログ語の歌が流れていた。

もう一度フィリピンに行きたい――彼の願いは叶わなかったが、白鳥さんは愛するフィリピンの歌とともに、この世を去った。

正解はなくても、わかろうとする努力はできる

この章では、末期の患者さんの心情を理解するため、彼らによく起こる五つの感情について考えてきた。「孤独感」、「ショックと否定」、「怒りと悲しみ」、「不安と恐怖」、「希望」。これらは段階的なものでは決してなく、患者さんもどこか最終地点へたどり着こうとしているわけではない。あえて「受容」というテーマを設けなかったのは、

受け入れる気持ちはあらゆる感情と共存するからだ。また、当然だがすべての患者さんがこれら五つの気持ちを経験するわけではないし、ここで提示していない別のさまざまな感情も起こり得る。

死の過程において、「正しい方法」も「間違った方法」もない。大切なのは、その人にとって自然な形で、その人なりのペースで歩むということだろう。そしてそのとき、患者さんたちが私たちに求めているのは「理解しようとする努力」だ。彼らの気持ちは根本的にはわからなくても、わかろうとする姿勢さえあれば、彼らは驚くほど正直に気持ちを語ってくれる。

第二章

大切な人のために家族ができること

死期が迫った患者さんには、さまざまな意識の変化が起こる。彼らの焦点は外から内へ移行するので、周りで起こっていることや世の中の出来事に関心を持たなくなり、今まで楽しんでいたことに興味を示さなくなったりする。たとえば、毎日見ていたテレビを見なくなったり、日課だった新聞にも目を通さなかったり。家族や友人が面会に来ても、話を聞いていないように見えたりするかもしれない。周囲から見たら、大切な人が少しずつこの世から離れていくような感覚に陥るだろう。

しかし、この変化は死を迎える人に起こる自然なプロセスなのだ。過去を振り返り、内省する時間が増えることによって、人生において何がいちばん大切かに気づくのだ。

では、大切なこととはなんだろう？　それは、言葉にすれば当然のことだが、大切な人との関係であり、人生で自分が何をしたかということである。だからこそ、家族との関係がうまくいっていなかったり、問題があったりする場合はそれを解決したいと思うし、この世を去る前に家族との絆を確認し、気持ちを伝えたいと思うのだ。

患者さんの多くは、自分が穏やかな死を迎えるために何が必要なのかに気づいて、周りにそれを伝えようとする。しかし、彼らが言いたいことを、家族や周りの人が理解するのはなかなか難しい。なぜなら、死が近づいた人との会話は、健康だったころのようにはいかないからだ。彼らの多くは、率直な言葉よりも、象徴的な言葉を用いてコミュニケーションを図ろうとする。そのことを知らないと、私たちは彼らからの大切なメッセージを見逃してしまうことになるだろう。

この章では、死が迫ったとき、患者さんと家族との関係性はどう変わるか、そして家族は患者さんに対して何ができるのかに焦点をあてていく。患者さんがあなたに何を伝えようとしているのか、ケースを通じてヒントが得られるかもしれない。

一、やり残したことを叶えるためのサポート

多くの患者さんには「やり残したこと」がある。「ずっとギリシャに行きたかった」「いつかダンスをはじめようと思っていたんだよ」「実はずっとピアノを習ってみたかったんだ」――私は国籍も人種も異なるさまざまな患者さんたちと一〇年以上接してきたが、そのような言葉をたくさん聞いた。

「やり残したこと」は人それぞれだが、それが大切な人、たとえば家族との関係に関わってくる場合、患者さんの苦しみは増す。家族に伝えておきたいけれど、なかなか言えないでいる気持ちや、疎遠になっている家族に対する思い。このような気持ちをそのままにしておくと心配やフラストレーションにつながってしまい、穏やかな最期を迎えることができない。

患者さんによっては、残された時間が少ないと気づくと、驚くような勢いと精神力

でやり残したことに取りかかろうとする。会いたかった人に会う、今まで言えなかった気持ちを言葉にする、やり残したことをやり遂げる、あるいはそれから解放される。その過程や姿を目にするたびに、人は最期の瞬間まで成長できるということを、しみじみと実感するのだ。

だが、それと同時に、やり残したことを解決するために残された時間もエネルギーもない人や、周りのサポートが得られずそれを成し遂げることができない人がたくさんいる。彼らの葛藤を目のあたりにすることは、本人にとってはもちろん、周りの家族にとってもつらい。

彼らがやり残したことを解決し、穏やかな気持ちで旅立つために、私たちはいったいどのようなサポートができるだろうか？　実際のケースをもとに考えていきたい。

〈ケース11〉アレン——娘の成長を見届けたい

二〇〇五年の春、私が勤めていたシンシナティのホスピス病棟にアレンという四三歳の男性が入院してきた。郵便局員だった彼は、六カ月前に医師から宣告を受けた。膵臓がんが転移している状態だという。治療はしたものの、がんの進行を遅らせることはできず、病気は進行を続けていた。病棟に来たときにはもはや食欲もなく、ベッドから起き上がることもできないほど体力は衰えていた。

入院してから数日間、アレンは常に落ち着きのない様子で、なかなか眠れずにいた。薬を服用し、ようやく眠りについても数時間で目が覚め、またそわそわし出してしまう。疲れているのに休むことができない状態だった。

部屋を訪ねると、大柄で黒髪の男性がぐったりとベッドに横たわっていた。私が自己紹介をし、音楽は好きかと尋ねると、「音楽ならなんでも好き」とかすれた声で答えた。でも、それ以上は何も言わず、ガラスのような目でどこか遠くを見つめるだけだった。

反応を見るため、彼の年代の人なら誰もが知っているようなフォークソングをハープで弾いてみた。その間も彼は落ち着かない様子で、苦しそうに体を左右に動かしていた。しかし、ハープを弾き終わると急にアレンが叫んだ。

「怖い……！」

何が怖いのかをたずねると、彼は小さく「がん」とつぶやいた。

「死ぬのが怖いということ？」

「そう。娘を失うのが怖い」

アレンはそう言うと、大きな声をあげて泣き出した。その姿は、今までこらえてきたものを吐き出すかのように見えた。ふと、ベッドの脇に貼ってある絵に気づいた。手描きのスーパーマンの絵で、よく見るとお腹に「ダディー（お父さん）」と書いてある。

「僕が入院したとき、娘がこの絵をくれたんだ。『お父さんは私のスーパーマンだから』ってね」

娘の名前はイザベル。今年大学一年生になったばかりで、ホスピスのあるシンシナティから車で四時間ほどの町にある学校に通っていた。

「娘さんに今の気持ちを話したことは？」

「ない……」

イザベルは週末に会いに来ることになっていた。でも、正直なところ、アレンはそれまでもつかわからない状態だった。

「イザベルに手紙を書いてみませんか？　今の気持ちや伝えておきたいことを残すのはどうでしょうか」

直接話すことは難しくても、手紙であれば、今の気持ちを書き留めておくことができると思い、提案してみた。

「手紙か。それはいいアイディアだね」

アレンは泣き止むと、力強く答えた。私は早速ペンと紙を取りに行った。でも、部屋に戻ると彼はすでにぐったりしていて、肩の力も抜け、目を開くのもやっとのようだった。……手紙はもう、無理かもしれない。起こさないほうがいいだろうか。そんなことを考えていると、アレンが目を開けた。

「大丈夫、これだけはやっておかないといけない……。大切なことなんだ」

そう言うとアレンは、言葉を選びながら、ぽつりぽつりと語り出した。私は、一言も聞き漏らすことのないように、彼の言葉を書き起こした。

イザベルへ

父さんはイザベルを置いて逝くのがつらい。僕らは特別な絆で結ばれているから。なんて言ったらいいのか、わからないときもある。ただ、父さんが君のことをとても誇りに思っていることは知っておいてほしい。君には素晴らしい母親がいるから大丈夫だっていうことも、わかっているよね？

　これからはどんなことがあっても、夢をあきらめずに生きていってほしい。力強く生きていってほしい。父さんは君を残して死ぬのが怖い。君の成長を見られないことも、笑わせることができなくなるのも、つらい。

　でも、いつまでも遠くで見守っているよ。

　イザベル。君は父さんの「スーパーウーマン」だ。


　話し終えたアレンは、目を開けているのもやっとのようだった。

「……こんな感じで、大丈夫かな？」

「ええ。とてもいい手紙だと思います」

「そうかい？　だったらよかった」

　アレンはその日、初めての笑顔を見せた。手紙はアレンが亡くなってから渡すこと——そう約束すると、彼は安心したのかすぐに眠りについた。

　それからのアレンは、眠って過ごす時間が増えた。看護師が清拭《せいしき》をしたり、体を動かしたりするとき以外は、目を閉じて休むようになった。そして、まるでイザベルが来るのを待っていたかのように、彼女が面会に来た日の夜、息を引き取った。手紙は、約束通りイザベルに届けられた。

アレンにとってやり残したことは、最愛の娘の成長を見届けられなかったことだ。そして、彼はその事実を変えることはできなかった。でも、彼は「手紙」を通じて、娘に自分の気持ちを伝えることができた。

死を迎える人にとって、自分の気持ちを家族に伝えることは重要だ。ただ、それを伝えるきっかけがつかめなかったり、はずかしくてできなかったりする人は多い。そんなとき、手紙や音楽、アートなどを用いた表現を提案することは、有効な手段となり得る。

〈ケース12〉坂口陽さん――あなたのために唄うワルツ

別れることは　つらいけど
仕方がないんだ　君のため
別れに星影のワルツを　うたおう

私がギターの伴奏で千昌夫の〝星影のワルツ〟を唄うと、坂口さんは優しい笑みを浮かべた。「起きたい」と小さな声でつぶやく彼。痩せ細った体を起こすと、彼は私と一緒に唄い出した。

冷たい心じゃ　ないんだよ
冷たい心じゃ　ないんだよ
今でも好きだ　死ぬ程に

坂口陽さんは青森の病棟に滞在する九五歳の患者さんだった。末期がんのため、時折身体の痛みはあるが、薬で抑えられる程度なので安定した状態と言えた。

調子のいい日は、四国に住む弟に手紙を書いて過ごすこともあった。その弟も高齢のため、青森まで会いに来られる状態ではなかったが、陽さんは自分の手で丁寧に下書きをし、それを六〇代後半の娘さんが清書して送っていた。陽さんにとって、家族との絆はかけがえのないものだったのだろう。会うことのできない弟に手紙を出し、面会に来る家族と過ごすひとときを、いつも楽しみにしていた。

「本当に長い人生だった」

音楽療法のセッション中、彼はさまざまな経験を語った。戦時中は中国に送られ、多くの仲間を失ったこと。戦後も交流が続いた戦友たちが、いかに大切な存在だったかということ。戦後、幼なじみの清江さんと結婚し、四人の子どもに恵まれたこと。代々続いた農家を継いだこと。それを今も誇りに思っていること――。

「いろいろあったけど、いい人生だったなあ」

陽さんは人生を振り返るとき、いつも満足気な笑みを浮かべていた。しかし、そんな彼にもひとつ気になることがあった。それは、病気がちな清江さんを残して逝くことだ。ふたりは人生のほぼすべての時間をともにした仲で、結婚生活は七〇年続いた。一緒にいることが当たり前のふたりにとって、永遠の別れなど、想像もできないことだったのだろう。

清江さんは数年前に脳梗塞で倒れ、その後なんとか回復したものの、決して無理はできない体だった。それでも毎日、陽さんの面会に来ていたし、陽さんもそれを待ち望んでいた。清江さんが来ない日はいてもたってもいられないという様子で、「なあ、母ちゃんに電話して」と看護師に頼むのだった。

「でもね、私が来たって、別に何を話すわけでもないのよ。こうして寝ているだけなんだから」

清江さんは、笑っていた。長い人生をともにしたふたりにとって、会話は必要なかったのかもしれない。陽さんは、ただ清江さんがいてくれるだけで安心できたし、うれしかったのだろう。

病棟に滞在していた三カ月間、陽さんの容態はゆっくりと、しかし、確実に変化していった。徐々にひとりで歩くことが難しくなり、眠る時間が増えた。やがて食べ物も飲み物も受けつけなくなった。

ある日、陽さんの部屋を訪ねると、清江さんが心配そうな顔でベッドの脇に立っていた。

「この人ね、四国から孫がわざわざ会いに来たのに、声も出さないの。ちょっとだけ目を開けて笑顔になっただけで……。ここ二、三日ずっと話もしないのよ。もう、近いのかも……」

陽さんは穏やかな表情で、ベッドに横たわっていた。これが彼との最後のセッションになるかもしれない。私は彼の好きな〝星影のワルツ〟を唄うことにした。

別れることは　つらいけど
仕方がないんだ　君のため
別れに星影のワルツを　うたおう

すると、陽さんの目が開き、伴奏に合わせて静かに唄い出した。

「え!? ちょっと、ねえ、唄ってる！　唄ってるわ！」

清江さんは目を丸くし、すぐに陽さんの手を取った。陽さんはいつものように、笑顔のまま、一生懸命に歌を口ずさんでいた。

さよならなんて　どうしても
いえないだろうな　泣くだろうな
別れに星影のワルツを　うたおう
遠くで祈ろう　幸せを
遠くで祈ろう　幸せを

今夜も星が　降るようだ

一週間後、陽さんは家族に見守られながら、穏やかに息を引き取った。

「母ちゃん、別れるのはつらいけど、遠くで見守っているよ」

陽さんは、歌を通じて、清江さんに最期の思いを伝えたのかもしれない。

気持ちを伝えるためのサポート

アレンも陽さんも、家族、しかも最愛の人との別れと向き合い、最期に自分の気持ちを伝えることができた。アレンは手紙を通じて、陽さんは音楽を通じて。でもそれは、ほとんどの場合、患者さんひとりの力だけでは成し遂げられない。多くの患者さんは、自分の気持ちを伝えるために、周りからのサポートを必要としている。

アレンは自分で手紙を書くことができなかったので、自分の言葉を受け取り、書き起こしてくれる人が必要だった。死後、自分の代わりに手紙を渡してくれる存在も重要だった。陽さんもそうだ。彼は自分で手紙を書くことができたが、いつも娘さんが清書をし、郵便ポストに投函していた。

とても些細なことかもしれない。でも、周りの家族のその些細なサポートが、末期の患者さんにとっては大きな支えとなるのだ。

〈ケース13〉チャールズ――母のロザリオを探して

大切な人との絆を確認することもまた、「やり残したこと」でよく浮かび上がるテーマだ。亡くなる前、すでに他界した人や疎遠になっている人とのつながりを確認したい、と願う人は多い。

シンシナティ郊外に住むチャールズは、もうすぐ一〇〇歳になる患者さんだった。長年農業をしていたので体力には自信があったが、今はもう、痩せ細って立ち上がることさえできない。一般的に言う老衰で、自宅でホスピスケアを受けており、娘夫婦と同居していた。趣味のガーデニングもできないし、目が悪いので本も読めず、やることも、やれることもない。最近ふさぎこんでいるという理由で、看護師から音楽療法を委託された。

静かな住宅街に、チャールズの家はあった。こぢんまりした家で、リビングルームの窓際に彼のベッドがあった。娘のナンシーが私のことを紹介すると、チャールズはベッドに横たわりながら、「音楽ならなんでもいいから、何か弾いてくれ」とぶっきらぼうに言った。

私は〝マイ・オールド・ケンタッキー・ホーム（懐かしきケンタッキーの我が家）〟をギターの伴奏で唄った。なんとなく、庭から見える風景がケンタッキー州の青々とした芝生を思い出させたからだ。日本ではケンタッキーフライドチキンのコマーシャルでお馴染みの曲だが、アメリカではケンタッキー・ダービーのときに唄われる曲で、人々にこよなく愛されている。

歌の間、チャールズは目をつぶり、何か物思いにふけるように、ときどき歌詞を口ずさんでいた。唄い終わると、さっきのぶっきらぼうな様子はどこへやら、にっこり微笑みつぶやいた。

「この曲、久々に聴いたなあ。実は僕、ケンタッキーで生まれ育ったんだよ」

昔のことを語りはじめたチャールズだったが、話をするうちに、徐々に笑顔が引いていくのがわかった。彼の母親は、彼を出産したときに亡くなったという。そのため、チャールズには母親との思い出がない。父親は再婚し、五人の子どもに恵まれた。しかし、彼は新しい家族に溶け込めないと感じながら育った。何よりも彼がつらかったのは、母親などまるで存在しなかったかのように、誰も亡くなった母親の話をしなかったことだ。

「当時は、女性が出産時に死亡するなんてめずらしいことではなかったし、父親がすぐに再婚したから、誰も母の話をしなくなったんだ。いや、むしろその話はしてはいけないと言われたんだよ。だから僕は、自分の母親のことを何も知らないんだ」

チャールズは悲しそうな目をしていた。高校を卒業して農家を継ぎ、家庭にも恵まれ、たいした病気もせずに九九年間生きた。「全体的に見れば、いい人生だったさ」と彼は言う。しかし、母親を知らずに育った悲しみは、今も癒えていない。

「ひとつだけ覚えているのは、一度だけ母親の墓参りに行ったときのことさ。なぜかそのときだけは父親が連れて行ってくれたんだ。墓の前に立って、母の形見のロザリオ（数珠状のお祈り用具）を手にしていたな。あれは、そう……紫色のロザリオ！」

静かに話していたチャールズが急に声を張り上げ、ものすごい勢いで枕から頭を持ち上げた。

「そう！　母のロザリオ！　あれを見つけたい！　それこそが、僕が死ぬ前にやり遂げたいことなんだ！」

ロザリオはこの家のどこかにあるはずだ、と彼は言う。ただ、どこにあるかはわからない。かなり年季の入ったものだし、物であふれかえっているこの家で探し物をするのは容易なことではないだろう。無論、衰弱した自分の体で探すのは無理だから家族の協力を仰がなければならない。

私は早速、台所にいた娘のナンシーを呼んで話をした。彼女は、そんなロザリオを見たことも聞いたこともない、と言った。突然の話に困惑する様子だったが、父の願いを何とか叶えたいと思ったのだろう。しばらく考え込むと、もしかすると屋根裏にあるかもしれない、と言った。そこだけは何十年も掃除をしていないのだという。

ナンシーの旦那さんが帰宅すると、家族総出で屋根裏を手あたり次第に探した。チャールズはベッドに横たわったまま、祈るほかなかった。そしてその翌日、写真箱の中から色あせたロザリオが見つかったとき、彼は喜びのあまり声も出なかった。

「父はね、ロザリオを握りしめて泣くだけだったわ。なぜか私も一緒に泣いてしまったの。お婆ちゃんの形見を見つけて、父はようやく安心してこの世を去ることができたのね」

チャールズのお葬式で、ナンシーが話してくれたことだ。チャールズが亡くなったのは、ロザリオを見つけた数日後のことだった。

幼いときに満たされなかった母親への気持ちは、長年チャールズの心の中でくすぶっていた。そして、死に直面したとき、「やり残したこと」として、母との絆を確かめたい、という思いが浮かび上がってきたのだろう。

親子の絆は、かけがえのないものだとつくづく思う。八〇歳や九〇歳の患者さんが両親を懐かしみ、「会いたい」と言う。その気持ちに国境も、年齢も関係ない。もう会えない家族に会いたい、彼らとの絆を確かめたいという気持ちは、末期の患者さんがよく口にすることだ。でも、このような場合はどうすればいいのだろう。「もうあの人はいないのよ」などと、事実を告げるべきだろうか？

「もう会えないあの人に会いたい」と言われたら？

答えはシンプルだ。その人との思い出について、本人に自由に語ってもらえばいい。たとえ患者さんが感情的になっていたとしても、現実的でないことを口にしたとしても、アドバイスをしたり、問題を解決しようとしたりする必要はない。むしろ、何か特別なことをしようとか、患者さんを「助けよう」とか、プレッシャーを感じないほうがいいだろう。

重要なポイントは、「助けたい」「解決したい」というその期待は、あくまで私たちが求めていることであって、患者さんのニーズとは限らないということだ。点滴を打ってほしい、最期まで食事をしてほしい——苦しんでいる人を目の前にして、何かしたいという衝動にかられるのは当然だし、何もできないのに一緒にいることほどつらいことはない。家族は日々、自らの無力さに気づかされることになるだろう。

しかし、無力でもいい。それこそが、寄り添う（Being）ということなのだから。何かをする（Doing）よりも、はるかにそれが大事だ。思いやりを持って患者さんの気持ちを聞き、受けとめる。いちばん大切なのは、あなたの存在そのものなのだ。

ただ、もちろん現実は思い通りにいかないことがほとんどである。会いたい人に、会えるはずなのに会えない……。そのような葛藤に苦しんだ患者さんもいる。


〈ケース14〉月舘夕樹さん——「治ったら、また会えるから」

夕樹さんの状況が複雑だということは、青森の彼の自宅を初めて訪問したとき、すぐにわかった。二七歳で末期のリンパ腫を患っていた彼は、母親の介護を受けていた。

痛みがひどく、医師や看護師たちも必死に疼痛ケアをしていた。

「眠れないんだ。イライラするし、不安だし、痛いし……。もっと、薬を増やしてほしい……」

夕樹さんは、ベッドからかすれた声でつぶやいた。

「だめよ、薬を増やしたら、あなた寝ちゃうだけなんだから……！」

母の葵さんが応じると、夕樹さんは沈黙してしまった。緊迫した空気の中、刑事モノのテレビドラマの音だけが、むなしく部屋に響いていた。緊張をほぐすため、まずはハープの伴奏で〝きらきら星〟を唄った。リラクセーションのために何度か繰り返し唄っていると、夕樹さんは目を閉じ、ゆっくりと呼吸しはじめた。

葵さんはベッドの脇に立ち、若くして変わり果てた姿の息子をじっと見つめていた。抗がん剤の副作用で髪は抜け落ち、頰は瘦せこけている。近くの壁には、柔道着を着た男の子の写真が数枚貼ってあった。

ひと通り音楽が終わったころには夕樹さんも眠りについたようだったので、葵さんに写真のことを聞いてみた。夕樹さんの息子で、今年五歳になるらしい。孫の話になるとようやく葵さんの表情も和らぎ、夕樹さんの病気についても語れる雰囲気になった。

　がんが発見されたのは二年前。その後、治療で一時は完治して、仕事にも復帰し、ようやく元の生活に戻りはじめていたのだが、四カ月前、がんが再発したことを知った。

「私の兄も若いころ、がんになったことがあるんですよ。でもね、今でも元気に生きているんです。だから、夕樹の病気も治療で治るものだと思っていたんです」

「治ったと思っていた矢先に、再発したのですね」

「そう……。だからもう、本当にショックで……」

　夕樹さんは葵さんのひとり息子。彼女はまだ夕樹さんが幼いころに離婚し、女手ひとつで彼を育ててきた。彼ががんになると事務の仕事も辞め、看病に専念してきた。

「この子が頑張っているんだから、私も頑張らないといけないんです……」

　一週間後、夕樹さんは相変わらず苦痛を訴えていた。

「不安で眠れない、眠れないんだ……」

　そうつぶやいた瞬間、彼は泣き出してしまった。身体の苦痛は薬でだいぶ抑えられているようだったが、精神的にもう限界がきていたようだ。葵さんは夕樹さんの隣に立ち、何も言わずに頭をなでていた。

私はそれ以前にも、若くして旅立った患者さんを何人も見たことがあったが、彼の苦悩には、他の患者さんとはまた別の何かを感じた。複雑な何か……それこそうまく言葉にできない苦しみが、見え隠れしているようだった。

その何かを知るためには、夕樹さんの過去を知らなければいけない。音楽を使いながら、慎重に、私はこのふたりの親子と少しずつ話を積み重ねた。すると、夕樹さんには、実はもうひとりの子どもがいることがわかった。その子は七歳になる娘で、今は前妻と一緒に住んでいて、もう三年近く会っていないそうだ。前妻とは連絡さえ取り合っていないという。連絡を取りたいですか、と夕樹さんにたずねてみた。でも、答えたのは葵さんだった。

「それはだめなんです！　その前妻っていうのは、本当にろくでもないんですから！　だから私ね、あの人にはもう二度と、この家には来てほしくないんですよ」

葵さんは無理に笑顔をつくろうとしているのか、顔がひきつっていた。夕樹さんは何も言わず、力のない表情で私のほうを眺めていた。夕樹さんに問いかけてみた。

「でも、夕樹さんは娘さんのことが気になっているのではないですか？」

「うん、すごく気になっているさ」

夕樹さんは、はっきりとそう言った。私はさらにたずねた。

「たとえ会うことができなくても、なんらかの形で連絡を取れないのでしょうか？　たとえば電話をするとか、手紙を渡すとか……」

彼は無言でうなずいた。でも、今度は葵さんが口を開く番だった。

「孫はまだ七歳ですから。言っても何もわからないですよ。この子の病気がよくなってから、ちゃんと話をすればいいんです」

その言葉に、私は驚いてしまった。「病気がよくなってから」と葵さんは言った。彼女はまだ、夕樹さんが治ると思っているのだ……。

夕樹さんは、ほぼ間違いなく自分の死が近いことに気づいている。死が近づいた人は、必ずそれを悟る。もしかしたら、いちばん最初に気づくのは本人かもしれない。彼に残された時間は、長くてもあと二週間。いや、一週間かもしれない。私の見立てではそうだ。それでも葵さんは続けた。

「夕樹にはね、がんが治ると言われている注射を打ってるんですよ？　わざわざ東京まで行って買ってきてるんです。これで治ったっていう同僚もいるんですから！」

葵さんは、その注射治療についてしばらくの間、語り続けた。聞いたことのない名前だったが、少なくとも葵さんはその薬に最後の希望を託しているようだった。彼女は、夕樹さんの腕をさすりながら優しく語りかけた。

「よくなったら、あやちゃんにも会えるわね」

あやちゃん――夕樹さんの娘の名だ。夕樹さんは、先ほどから何も言わずに、ずっと静かな眼差しで私を見ていた。その目は、助けを求めているものではなかった。それは、すべてをわかったうえで、何もかもあきらめた目だった。

自分のつらさと、大切な人の目に見えないつらさ

息子の死を受け入れられない母親。父親が死の淵にいるとも知らず、最後に会うことも気持ちを伝えることもできない娘。そして、幼いふたりの子どもたちを残してこの世を去ろうとしている夕樹さん……。この複雑な事情こそ、彼の苛立ちの最大の要因だった。しかし、この絡み合った糸をほどくための時間もエネルギーも、彼には残されていなかった。

葵さんにとっては、仕事を辞めてまでの看病と息子を失うかもしれない悲しみとで、

本当に必死の日々だったのだろう。息子の病気が治るかもしれない。その唯一の希望だけが彼女を支えていたのだろう。彼女は、自分の大きな苦しみのために、息子の大きな苦しみに目を向ける余裕がなかったのだ……。

夕樹さんは、その一週間半後に亡くなった。彼があやちゃんと再会する日は二度と訪れなかった。私は、あの日の夕樹さんの目を忘れることができない。やり残したことをやり遂げられずに死ぬ苦しみを、あの目は全力で訴えていた。

患者さんが穏やかな最期を迎えるために、家族にできること。それは、彼らが必要としていることを提供することだ。言葉にすれば、これほど単純な話もないだろう。しかし、夕樹さんと葵さんのケースを見れば、それがいかに容易《たやす》いことではないかがわかるはずだ。穏やかな見送りをするためには、まず、私たち自身が自分の気持ちに気づき、大切な人との別れというつらい現実と向き合わなければいけない。

悲しみは前もってやってくる

多くの家族は、患者さんが亡くなる前から「グリーフ」を経験する。詳しくは第三章で解説するが、グリーフとは、簡単に言えば大切な人との別れによって起こる深い悲しみのことだ。そして、グリーフは何も死別の後だけに起こるものではない。

実際に死が起こる前に経験するグリーフを「アンティシパトリーグリーフ」と呼ぶ。アンティシパトリーとは「予期しての」という意味で、大切な人の死を予期して起こるグリーフのことだ。アンティシパトリーグリーフの症状は、当然だが、グリーフのそれと似ている。ショック、否定、怒り、後悔、深い悲しみ、不安、孤立感など、さまざまな感情が入り交じる。夜眠れない、食欲がない、集中できない、物忘れが激しくなるなど、身体的・認知的な影響が出る場合も多い。

葵さんにも、その症状が見られた。夕樹さんの病気の再発への「ショック」や、余命が短いという現実に対する「否定」。夕樹さんの前妻への「怒り」は以前からあったものだろうが、グリーフの怒りはあらゆる方向に向けられるため、夕樹さんの病をきっかけに前妻への怒りも増したのかもしれない。葵さんは、もっと早くがんの再発が発見できていたなら、夕樹さんは助かったかもしれないのに、という「後悔」も語っていた。

グリーフの特徴や過程を認識するだけでも、多くの家族は安心できる。「私は気がおかしくなったわけでも、性格が悪いわけでもないとわかってほっとした」――グリーフについて初めて知った人たちから、そんな言葉をよく聞く。

もし今、あなたが大切な人の死に直面し、否定や怒り、後悔などを感じ、不眠や物忘れなどの症状が出ているとしても、それは誰にとっても普通のことであり、決しておかしくなってしまったわけではない。それをわかったうえで、患者さんだけでなく、い、い、い、い、あなた自身にも精神的サポートが必要であることを知ってほしい。ひとりで抱え込まず、周りに助けを求めたっていいのだ。

二、その人の人生の物語を知る（ライフ・レビュー）

人生を振り返り、内省することを「ライフ・レビュー（回想）」という。〈ケース13〉のチャールズはその典型的な例だ。回想は、死に直面した人に必ず起こる。死が迫ってきたとき、本人が意識してもしなくても、これまでの人生で起こったことや、健康だったころはあまり考えなかった昔の思い出が自然とよみがえってくるのだ。「走馬灯」という言葉があるが、人は、人生の危機に接したときに回想を経験する。死とは、言ってみれば人生最大の危機なのだろう。

高齢の方が昔の話をするとき、「また思い出にひたっている」とか「現実逃避している」などと、否定的に見られがちだ。しかし、回想には極めて重要な役割がある。過去を振り返り、内省することで彼らは人生の意味に気づき、現状を乗り越える力を得ていく。そしてときには、やり残したことに気づいたりもするのだ。

私はホスピスを専門とする音楽療法士として、人々の回想の過程に関わることが多い。というのも、音楽には、記憶やそれに伴う感情を呼び起こす力があるからだ。あなたにも、昔よく聴いた曲を耳にして、当時のことが鮮明に思い出される瞬間があるはずだ。当時の気持ちがまるで昨日のことのように感じられることが。このように音楽は、言葉では届かないような私たちの心の深い部分に響くのだ。

こういった音楽の力を使うのが私の仕事なのだが、音楽を用いて意図的に回想の過程をサポートすることを「音楽回想法」という。ただ音楽を聴いてもらうこともあれば、一緒に唄ったり楽器を弾いたりすることで、回想につながることもある。音楽によって記憶を刺激するだけでは不十分で、患者さんが安心して気持ちを表現する環境自体をつくることが重要だ。他にも、音楽だけではなく、写真やアート、映像などを取り入れることによって回想がより鮮明になることもある。

さて、言うまでもないが、回想によってよみがえる記憶は楽しいことばかりではない。悲しい思い出や思い返したくない記憶ほど、人生の最期に思い浮かぶものだ。人は死に直面したとき、自分の過去から逃げることはできない。後悔、怒り、罪悪感、悲しみなどの感情がよみがえり、それがいわゆるうつ状態につながる場合もある。末期の患者さんの多くは、病気のために身動きがとれず、でも考える時間だけは十分にあるから、それは想像を絶するつらい過程と言えよう。

そんな苦しみを、家族は果たして支えることができるのだろうか。私たちは、人生の総決算とでも言うべき回想の過程を、いかにサポートできるのだろうか。ここでもやはり、患者さんたちがヒントを与えてくれる。

〈ケース15〉小原真美さん——姉との電話

青森の病棟で出会った小原さんもまた、自らの過去に悩まされていた。小柄で華奢《きゃしゃ》な彼女は、八〇代後半で胃がんを患っていたが、見た目からは想像できないくらいエネルギッシュな女性だった。大きな問題は、そのエネルギーが「怒り」という形で周りにぶつけられていたことだ。看護師を怒鳴りつけたり、たまに面会に来る友人に対して冷たくふるまったりと、彼女はそういう行動をとりがちだった。

ただ、そんな彼女の表情が明るくなる瞬間が存在した。それは、音楽の話をするときだ。好きな曲はなんですか？　と問われれば、淡谷のり子の〝別れのブルース〟だとためらいなく答えた。悲しい歌詞の曲だが、その話をしているときの彼女の表情は確かに輝いていた。

「子どものころ、両親が旅館を経営していてね、よく唄ったの。外国のお客さんもたくさんいてねえ。私はまだ子どもだったけど、お客さん相手に結構ませた歌を唄ったりしてたのよ」

茶目っ気たっぷりにそんなことを教えてくれた。

「それじゃあ、そんな小原さんのために一曲」

私が〝別れのブルース〟を唄い出すと、小原さんは遠くを見つめ、小さい声でメロディーを口ずさみはじめた。旅館で出会った愉快な客の話や、まかないで出てきた美味しい料理の話……きっと、楽しかった記憶をたどっているのだろう。

歌が終わると、私は「その旅館はどこにあるのですか？」となんの気なしにたずねた。しかしその瞬間、小原さんの表情が固まった。「長崎」――そう言ったきり、彼女は黙りこんでしまったのだ。小原さんは八〇代。年齢から考えると、原爆を経験したのかもしれない。私がそのことについて質問すると、彼女は重たい口を開いた。

「ええ。あの日のことは鮮明に覚えているわ。最初、地震かと思ったの。地面が大きく揺れて、怖くて思わず目を閉じた。そして、目を開けたときにはもう、すべてが燃えていた。父は大けがをして、二カ月後に亡くなった。姉と母は生き残ったけど、あの旅館は焼けてしまったわ……」

彼女の顔にはたくさんのしわが刻まれていた。そのひとつひとつが、彼女のつらい過去を物語っているように思えた。彼女は視線を落とし、「戦争が終わったあともね、いろいろつらいことがあったわ」とつぶやいた。彼女は離婚していて、子どももいない。残された家族は福島に住む姉だけだが、今やその姉とも疎遠になってしまっているという。

それから私は毎週、小原さんを訪問した。セッション中、彼女は過去を振り返ることが多かった。でも、なぜ姉と疎遠になっているか、それだけは語ろうとしなかった。原爆を経験し、父親を失ったことだけでも想像を絶する体験だ。そのうえ、どんなつらいことが彼女にあったというのだろうか。

「戦後はね、本当にいろいろ大変なことがあって……」

彼女はそれしか言わなかった。言いたくないという気持ちはわかったが、同時に、お姉さんのことが気になっているという思いも見てとれた。だから、なおのこと語らずにいる彼女の姿は切なく映った。

ある日、いつになく切迫した表情で小原さんが言った。

「昨日、土湯《つちゆ》温泉（福島市）の夢を見たの。あそこにはね、姉が住んでいるの」

「小原さん、やっぱり……お姉さんに会いたいのですか？」

「……そうね。会いたい。でもね、何て言っていいのかわからないのよ。もう姉とは何十年も話していないし」

　彼女は小さく首をふったきり、目を閉じてしまった。普段、自分の気持ちを素直に表さない彼女が、このときだけは「会いたい」という気持ちを認めたことは意外だった。しかも、夢に出てきたということはとても興味深い。死が近づいた人はさまざまな夢を見るもので、彼らが見る夢はときに、本人の言葉以上に多くのことを語ってくれる。

　小原さんが穏やかな死を迎えるためには、疎遠になった姉との関係を修復する必要がある。そう思った。しかし、彼女にはもう以前のような活気はなく、食欲もない。正直、いつまでもつかわからない状態だ。

　小原さんが眠りについたあと、面会に来ていた女性とお話しする機会があった。小原さんの長年の友人で、彼女の家のすぐ隣に住んでいるということもあり、事情をよく知っていた。小原さんの姉の娘、つまり彼女の姪に会ったことがあるから、その人なら連絡がつくかもしれない、と言った。小原さんがまだ話ができるうちに、なんとかしてお姉さんと連絡をとらせてあげたい。友人の彼女もそう思っていた。

一週間後、小原さんの容態はさらに悪化していた。眠っているように見えたが、名前を呼ぶと目をかすかに開けて反応してくれた。

「ああ、あなたね……。そうそう、話したわよ。姉と……」

あの友人の女性が連絡をとってくれて、ついにお姉さんと電話で話をすることができたのだ。現在、お姉さんは施設に入っていて、初期の認知症を患ってはいたものの、なんとか電話には出ることができたという。

「あのね、何を話せばいいかわからなかったけど、別にね、何も言う必要なんてなかった……。声を聞けただけでよかったの。私、もうやり残したことはないわよ」

そう言うと、またすぐに小原さんは眠りについた。その日の彼女は、今まで見たことのないほど穏やかな表情をしていた。

その二日後、小原さんはこの世を去った。

人生という物語に耳を傾ける

小原さんは、友人のおかげで、疎遠になっていたお姉さんと再びつながることができた。関係を修復できるほどの時間はなかったし、会うこともできなかったけれど、本人は悔いのない最期を迎えられると言った。

やり残したことをどのように完了させるかは、患者さんが穏やかな旅立ちを迎えるために重要なことだ。ただ、やり残したことが何なのか、本人が気づいていないこともあるし、自分でその気持ちにふたをしていることもある。

そのようなときこそ、彼らの人生の物語に、ただ耳を傾けてみるのだ。彼らは、回想によって過去を振り返ることで、今までに達成したことや後悔していること、死ぬ前にやっておきたいことなどに気づくことがある。

患者さんが夢を見た、と言ったときも、何かのサインかもしれない。小原さんのように印象深い夢を見る患者さんは多いし、夢には潜在意識下の希望や不安などの気持ちがしばしば表れてくる。特に鮮明な夢、繰り返し見る夢、ストーリーのように展開していく夢には気を配るといいだろう。夢に対して本人がどう感じているのか、もしくは夢の中でどう感じたか、その気持ちをたどることによって、夢の意味が明らかになることがある。

ただし、心に留めておいてほしいことは、夢の解釈はあくまでも本人にしかできない、ということだ。その夢に本質的な意味を見出すことができるのは、夢を見た本人だけである。

穏やかな死を迎えるために何が必要か？　この問いの答えもまた、患者さんの中にしかないと、知っておくべきだろう。答えは、私たちが与えることができるものではない。私たちにできることは、〈ケース13〉のチャールズや〈ケース15〉の小原さんのように、やり残したことを解決できるだけの時間や体力が残されていない患者さんに対し、自分のできる範囲で手を差し伸べることだ。

さて、音楽回想法によってやり残したことに気づく人もいれば、逆に「やり残したことはない」と実感する人もいる。今直面している問題に圧倒され、つらい思いをしている患者さんでも、過去を振り返ることにより、自分の人生に満足感を覚えることがあるのだ。与えられた時間を精一杯生き抜いたから後悔はない。そう思えるのだろう。

〈ケース16〉荒井ツルさん――戦火を生き延びて

　元看護師のツルさんは、退職後、さまざまな趣味を楽しんでいた。友人も多く、近所の人たちとも家族のようなつき合いをしていたので、ひとり暮らしで困ったことはない。二〇一〇年、肺がんを宣告されたが、治療は断り、しばらくは変わりなく暮らしていた。しかし、二〇一五年あたりからツルさんは呼吸困難を訴えるようになった。しだいに体力が落ち、グループホームに移り住んだが、やがて歩くこともできなくなった。寝たきりの生活は、活動的なツルさんにとって想像以上の苦痛だった。

　青森の病棟に入院してきた当初、妹の淳子さんが涙ながらに語った。

「病気になってからというもの、まるで別人になってしまったんです」

　明るく優しかったツルさんは、怒りっぽくなり、些細なことでも苛立つようになってしまったのだ。ツルさんと初めて会った日、彼女はベッドに横たわり、静かに天井を見つめていた。八五歳とは思えないつるつるした肌で、女優の十朱幸代《とあけゆきよ》似の美人な女性だ。でも、彼女には表情がなく、私が自己紹介をしても目を合わせるだけで反応はない。ところが、音楽は好きかどうか尋ねると、彼女の目が急に輝き出した。

「ええ！　父がバイオリンを弾いていたのよ！　ああ、なんていう名前だったかしらねえ……。そう、〝トロイメライ〟！　それをいつも弾いていたわ！」

彼女は初めて笑みを浮かべた。お父さんとの思い出は、彼女にとってとても大切なようだった。

次の週、私がハープでシューマンの〝トロイメライ〟を弾くと、ツルさんはシーツで顔を覆い、静かに泣いた。音楽とともによみがえったのは、子どものころに過ごした旧満州（現・中国東北部）での思い出だという。

「昔はあまり考えなかったけどね、今はあのときのことが頭に浮かんで眠れない日もあるの……」

南満州鉄道（満鉄）に勤務していた父親と一緒に、ツルさんは五歳のときに満州に渡った。その後、終戦までの一〇年間、ツルさんの一家は満州で暮らしたという。今から考えれば優雅な暮らしで、お手伝いさんも数人いたそうだ。五人きょうだいで、長女のツルさんは、妹や弟の面倒を見ながら、雄大な自然の中で遊んだことをよく覚えていると語る。

彼女を悩ませていたのは、当時の日本人が満州の人たちにひどい扱いをしていたことだ。なぜ、同じ人間に対してあんなひどいことができたのだろう。その気持ちが今でも残っているという。いちばん鮮明に覚えているのは、終戦のことだ。ソ連との国境近くに住んでいたツルさんたちは、戦火を駆け抜け必死に逃げたのだが、そのときに見た光景が昨日のことのように思い出されるという。道路に転がった数々の死体はまるで物のように扱われ、トラックに詰め込まれた。負傷した人々、泣き叫ぶ子どもたち。若い女性はソ連軍に連れ去られ、二度と帰ることはなかった。父親はシベリア収容所に送られた。

帰国後、ツルさんは母親の反対を押し切って看護師の道へ進んだ。戦争中、自分には何もできなかったという気持ちがあり、人の役に立ちたいと思ったのだ。

「私は戦火をかきわけて生き延びたわ。看護師になってからは、忙しくて寝る暇もなかった。家は裕福じゃなかったし、弟や妹もいたからずっと仕送りしないといけなくてね。でも、今はこうして寝ているだけ。家にちょっと帰るだけでも疲れてしまうのよ。それが本当にショックでね。昔はあんなに強かったのに、今こうなってしまったことが信じられないのよ……」

病棟に滞在した約三カ月の間、ツルさんは何度も満州での出来事を語り、つらい記憶をたどった。その中で唯一彼女に笑顔をもたらしたのは、父親の思い出だった。終戦から五年後、父親は無事帰国した。バイオリンを弾いていたことで優遇され、シベリア収容所を生き延びたのだ。父親はバイオリンを死ぬまで弾き続けた。

「今でも父が弾いていた曲を聴くたびに、まるで父がそばで見守っていてくれるような気がするのよ」

父親の話をするとき、ツルさんはいつも幸せそうな笑顔を見せた。

回想がひと通り終わったころ、ツルさんの眠る時間は増えていった。会話も減り、静かに音楽を聴くことを好むようになった。ある日、淳子さんが面会に来た。私が〝トロイメライ〟を弾くと、ツルさんは目を開け、穏やかな表情で淳子さんに話しかけた。

「この曲、覚えてる？」

「ええ、もちろん。お父さんがよく弾いていたわね」

「今まで本当にいろいろなことがあったけど、やりたいことは全部やったわ。だからいつ死んでも後悔はない。私が死ぬ前に、またこの曲を流してくれる？」

淳子さんは笑顔でうなずいた。

ツルさんが亡くなったのはその三週間後だった。

死を超えるものとは？

他界した家族との思い出やその姿かたちが鮮明に思い浮かぶのは、死に直面した人によく見られる現象だ。彼らには、この世とあの世との距離が縮まっていくような感覚があるのだろう。ツルさんがそうであったように、愛する人の存在を近くに感じられることが、今のつらさを乗り越える大きな力になる。

オーストリア人の精神科医ヴィクトール・フランクルも、『夜と霧』で似たような経験を語っている。ナチスドイツの強制収容所で、想像を絶するような状況下に置かれていたとき、彼の唯一の支えとなったのは、心の中にある妻のビジョンだった。彼女のことを思い浮かべ、心の中で会話をするとき、彼は無常の喜びを感じたという。フランクルは当時、妻の生死はわからなかったのだが、彼にとってそれは重要なことではなかった。彼女が生きていようと死んでいようと、ふたりを結ぶ愛は何よりも強く、何よりも確かなものだったからだ。このような経験からフランクルは、人間を救うのは愛であり、愛は大切な人の肉体的存在さえも超えるのだと悟ったのである。

死を超えるものがあるとしたら、それはまさしく愛であろう。死に逝く人たちもまた、それに気づくのだ。

音楽が過去と現在をつなぐ

ツルさんの場合、最愛の人との絆を再確認するきっかけをつくったのは、音楽だった。〈ケース13〉のチャールズ、〈ケース15〉の小原さんもそうだ。〈ケース12〉の坂口さんは奥さんを残して逝くことが気がかりだったが、最後には歌で奥さんに気持ちを伝えることができた。このように、音楽には人と人とをつなぐ力があるのだ。

また、ある瞬間、音楽は過去の自分と今の自分をつなぐこともある。それが、回想における音楽の大きな力だ。末期の患者さんたちは、家族の負担になっているとか、自分はもう役に立たない、弱い人間だ、などと感じている場合が多い。ツルさんの場合もそうだった。でも、過去に起こったことを振り返り今の自分とつなぐことで、自分が歩んできた道、そしてやり遂げたことを再確認することができた。「やり残したことはない」と思うことができたのだ。

大切な人と有意義な時間を過ごすため、あるいは一緒に過去を振り返るために、音楽を利用してみてほしい。昔一緒に聴いた曲や患者さんが好きな曲を一緒に聴く。自分が好きな歌を共有する。シンプルなことでいい。あなたの小さな試みが、思わぬ会話へとつながるかもしれない。

「ボーナブル」な私たちと「大きな器」の話

ライフ・レビューにおいて、傾聴することは非常に大切だが、その際、欠かせないポイントがある。それは、患者さんが心を開き、内に秘めた想いをあなたに伝えたときに、彼らの言っていることを否定したり非難したり、たいしたことはないと安易に捉えないようにすることだ。

末期の患者さんというのは、とてもボーナブル（vulnerable）な状況にある。ボーナブルとは、誰かの支えを必要としていたり、困っていたり、傷つきやすくなっている「状態」を指す。日本語にはない表現で、「弱者」とも意味が違う。ボーナブルは、患者さんに限らず誰もが経験することだ。たとえば、言葉の話せない国に行ったとき、暗い夜道を一人で歩いているとき、風邪にかかったときなどには、ボーナブルな状態になり得る。そして死期が近づいているとき、私たちは人生で最もボーナブルな状態にあると言えるだろう。

そのような状況の人たちと接するとき、私たちは彼らの気持ちやニーズに敏感であることが求められる。患者さんに寄り添うということは、あなた自身が「大きな器」のような存在になることだと言える。自分の価値観、判断、思想や信条を押しつけたりするのではなく、ただ愛情と尊敬を持って相手に接し、受けとめ、理解しようと努めるのだ。そうすれば患者さんは、あなたに「わかってもらった」と感じられる。彼らの心にプラスの変化が起こるとしたらそのときだろう。大きな器の存在こそが、自分を「癒す」ために必要な「力」を引き出すのである。

そして、もしあなたが今、介護や看病に必死になっているとしたら、あなた自身にも、気持ちを受けとめてくれる大きな器が必要だ。大切な人を失うという現実を見つめるのも、終末期のケアを提供するのも、簡単なことではない。二四時間ずっと患者さんに心から寄り添うことなんて、まず不可能だ。

だからこそ、あなたはホスピスや緩和ケアの専門家の力を借りていい。自分の家族を人に任せることに、罪悪感を覚える必要はない。患者さんもつらいが、あなただってつらいのだから。医師や看護師だけではなく、ソーシャルワーカー、カウンセラー、ケアマネージャー、音楽療法士など、信頼できるスタッフに何でも相談してほしい。そのときに必要なのは、小さな勇気だけだ。私たちスタッフは、患者さんのためだけではなく、あなたのためにも存在する。それを覚えておいてほしい。

三、正直な会話をする――そのための三つの言葉

これまで挙げたケースから、家族との関係は、患者さんに安らかな最期をもたらす重要な要素だということがおわかりだと思う。たとえ関係のいい間柄でも、気持ちを伝えることが大切だ。でも、あらたまって何を言ったらいいのかわからない、という言葉を家族からよく聞く。特に、患者さんに死が近づき、あまり会話ができなくなったときに戸惑う人は多い。

「最近は眠ってばっかりで、会話もまともにしていない」「話しかけても、なかなか答えてくれない」「多分もう何を言ってもわからないだろう……」

末期の病を患う患者さんは体力もなく、疲れやすいので、長時間の会話は困難だ。これは仕方のないことなのだが、コミュニケーションがだんだんと減っていくことへの家族の不安や悩みは大きいだろう。しかし、一見会話の量や頻度が減り、つながり

が切れてしまったかのように思われても、実は、「本当に重要なこと」ほど短い言葉で十分共有し合えるものである。むしろ、真実ほど短くシンプルだ。

多くの患者さんと接する中で、私は、彼らにとって特に重要ないくつかの言葉があることに気づいた。それは、「ありがとう」「ごめんね」「許すよ」という当たり前の言葉だ（ときにこれらの気持ちは言葉にならないから、音楽がそれを代弁することもある）。いずれにしても、感謝や謝罪、承認の気持ちを大切な人と共有することが彼らの心の平穏につながる。そして、このシンプルな言葉（またはそれを表現する音楽）が、家族から患者さんへ、もしくは患者さんから家族への「最期の贈り物」になる場合もある。

もちろん、このような言葉は、病気になる前から伝えておくのに越したことはない。でも、どんな人にも、言っておけばよかったと思うことはあるものだ。衰弱しきった大切な誰かを目の前にして「かける言葉が見当たらない」と思うことがあるかもしれない。そしてもし、その人と過ごせる最後の時間が限られているのであれば、ぜひ、この三つのシンプルな言葉を思い出してほしい。

〈ケース17〉岡本テルさん――伝えたいのは「ありがとう」だけ

八三歳の岡本テルさんは、末期の肺がんを患う女性だった。青森の病棟の一室、彼女はベッドに横たわり、目は半分開いているものの、まるで別の世界でも映っているかのようような様子だった。私が挨拶をすると、何かを訴えるような顔つきで、こちらにぐっと手を伸ばしてきた。必死な表情で、なんとか口を動かそうとしているが、なかなか言葉は出てこない。

ベッドの脇には、車いすの女性が疲れきった顔でつき添っていた。岡本さんの娘で、名をあゆ美さんと言った。彼女の話によると、岡本さんはここ数日ずっとこのように落ち着きのない状態らしい。終始手足をバタバタしたり、眉間にしわを寄せたりしている。眠ったと思ってもすぐに起きて、ベッドから降りようとしてしまう。あゆ美さんは、そんな母親を心配して、毎日お見舞いに来るようにしていた。

あゆ美さんの話によれば、岡本さんは童謡が好きだという。秋の気配が感じられる日だったので、私はギターの伴奏で〝赤とんぼ〟を唄った。すると、せわしなかった岡本さんの体が急に静かになった。眠ってしまったのかと思ったが、歌が終わるとすぐに目を開けて、泣き出しそうな顔でこう言った。

「息子に、会いたい……！」

残されたわずかな力をふりしぼるような声だった。

「一昨日あたりから、ずっとこうなんです」

あゆ美さんはため息をつき、三〇年前に亡くなったという兄の話をしてくれた。プロのバイクレーサーになることを夢みていた彼は、一九歳のときバイクの運転中にトラックと正面衝突して亡くなった。当時まだ小学生だったが、あゆ美さんの耳にはそのときに聞いた救急車やパトカーの音が今も残っているという。何よりお葬式のとき、兄の遺体を前に泣き叫んでいた母親の声を忘れることができないでいた。

「兄の死は私にとっても衝撃的でしたけど、母にとっては本当につらかったと思うんです。その数年後、私に障がいがあることがわかったから……。それも母にとってはショックだったんだと思います」

あゆ美さんは中学校に上がったころ、脊髄に障がいがあることがわかり、車いすの生活となった。二〇代で結婚していったん家を出たが、旦那さんが病気で亡くなったため、再び両親と住むようになったのである。数年前に父親も病死。それからは、母親とふたりで生活してきた。

岡本さんが末期の肺がんを宣告されたのは、五カ月前のこと。胸の痛みを訴えて病院に行ったとき、検査をしてわかったのだ。その後、岡本さんは自宅で緩和ケアを受けながら過ごした。最近になって容態が悪化し、呼吸が困難になってきたため、三日前に病棟に入院したのだ。

「一週間くらい前、まだ意識がはっきりしているとき、母が突然、私に言ったんです。『こんな体に産んでしまってごめんね』って……。私の障がいは遺伝的なものらしくて、母はそのことをずっと気にしてたんです」

あゆ美さんは、涙をこらえながら続けた。

「でも、私の障がいは母のせいじゃない。それに、不自由な生活ではあるけど楽しいこともある。だからそんなふうに謝らないで、と母に言ったんです。兄の事故や私の障がい……今まで本当にいろいろあったけど、母はよく頑張ってくれたんですから」

ベッドの上の、岡本さんの痩せ細った体がふと視界に入った。彼女は時折足をバタバタさせていたが、目は閉じたままだった。

「あゆ美さんの今の気持ちは、お母さんへの感謝の気持ちなんですね」

「そうなんです。言いたいことは『ありがとう』だけです」

「岡本さんは、あゆ美さんを残して逝くのが心配なのかもしれませんね」

「……きっと、そうなんでしょうね。私は今、叔母と住んでいて、なんとか助け合ってやっています。だからもう、何も心配しなくてもいいのに……。母は叔母にも、私を残して逝くのが気がかりだと言っていたみたいなんです」

しばらく話をしたあと、あゆ美さんのリクエストで森山良子の〝この広い野原いっぱい〟を唄った。

この広い野原いっぱい　咲く花を
ひとつ残らず　あなたにあげる
赤いリボンの　花束にして

この広い夜空いっぱい　咲く星を
ひとつ残らず　あなたにあげる
虹に輝く　ガラスにつめて

私にはこの歌詞が、あゆ美さんの母親への感謝の気持ちをそのまま表しているように思えた。あゆ美さんは私が唄う間、ハンカチで涙をぬぐうだけだった。歌が終わると、彼女は車いすを押してベッドに近づき母親に話しかけた。

「お母さん、私のことは心配しなくていいから、安心してお兄ちゃんのところにいって。今まで、本当にありがとうね」

岡本さんは目を閉じたままだったが、その顔は、確かに微笑みを浮かべていた。あゆ美さんが優しく手を握った。それに応えるように、岡本さんも手を握り返した。

岡本さんがこの世を去ったのは、その数日後のことだった。

患者さんは「弱い存在」なのか？

岡本さんが最後にあゆ美さんに伝えたかった言葉は、なんだったのだろう。それはたぶん、「ごめんね」だった。娘の障がいは彼女のせいではない。それでも、母親としてずっと罪悪感を抱いていたのだと思う。

亡くなった息子に会いたいという気持ちと、娘を残して逝く不安に悩まされていた岡本さん。あゆ美さんからの「ありがとう」という言葉を聞いて、彼女は安心したのかもしれない。彼女が穏やかな最期を迎えるために必要だったのは、あゆ美さんからのたったひと言だったのだ。

残される家族が心配だ、という患者さんは本当に多い。死が迫っている人に限らないが、多くの人は、病気に苦しんでいる人は「弱い」という印象を抱いているかもしれない。だからこそ、多くの家族は「この人を守らなければ」という発想にいたる。

しかし現実には、患者さんはそこまで誰かに守ってもらいたいとは思っていない。たとえ体は弱っていても、その人の本質的な部分が弱くなったわけではないのだ。むしろ彼らは、私たちの想像以上に周りを心配しているし気にかけている。意識がもうろうとし、言葉を発しなくなった人でさえも、人間性は失われていない。言葉は交わせなくとも、最期まであなたのことを気にかけているのだ。

〈ケース18〉千葉三郎さん——「ごめんなさい」

九七歳の千葉三郎さんの場合もそうだった。青森の病棟に来たとき、彼はもうすでに、いつ亡くなってもおかしくない状態だった。飲み物も食べ物も受けつけない。彼はそんな状態で三週間生き続けていた。言葉を発することはなく、反応もほとんどない。目を開けることさえ稀で、一日中目を閉じてベッドに横たわっている。

奥さんの友美さんは毎日病棟に来ていて、泊まり込みで看病する日もあった。友美さんは三郎さんよりもずいぶん若いが、それでも七〇代後半だ。毎日面会に来て長時間つき添うには大変なお年だ。しかも、彼女の表情はいつも暗く、深刻なストレスを感じていることは明白だった。

ある日、私はリラクセーションのためにハープを弾いた。三郎さんのためというよりは、友美さんに少しでも休んでもらおうと思ったのだ。音楽を聴いている間、友美さんはずっと下を向いていた。そして曲が終わると、友美さんはボソボソと小さい声で話しはじめた。

「この人、今まで病気なんてひとつもしたことがなかったのに、今年の初めにめずらしく風邪をこじらせたものだから、病院に連れて行ったの」

友美さんは、お正月に撮った写真を見せてくれた。九七歳とはとても思えない、はつらつとした三郎さんの姿がそこにはあった。笑顔でおせち料理を食べる写真の中の彼は、幸せそのものに見えた。たった三カ月前のことだ。

「三カ月前まで、お元気だったんですね」

「ええ、そうなの！　だから信じられないのよ。九七歳って言ってもこんなに元気だったから、一〇〇歳まで生きるだろうって思っていた。それが病院に行って、入院したら突然弱ってしまって……」

三郎さんは肺炎と診断され入院することになった。すぐによくなると思っていた、と友美さんは言う。しかし数日後、お見舞いに行ったときに彼女の目に飛び込んできたのは、三郎さんの変わり果てた姿だった。

「鼻からチューブを入れられて、ベッドに拘束されていたの。まさかあんなことになるなんて夢にも思ってなかった……。今まであんなにも元気だった人がよ⁉　でも私のせいなの。私がいながらあんなひどいことをさせてしまって……」

友美さんは言葉につまり、首を横に振った。

「もしもあのときのことがなければ、私もこの人の死を受けとめられていたかもしれない。もう九七歳なんだからって。そう思うでしょう？　でも、私には後悔がある。少しでもよくなってほしいって、そう思ってしまうの」

友美さんは泣いていた。病院の入院手続きは息子に任せていたから、医師と息子の間でどんな会話があったのかはわからない。三郎さんも、自分で治療を決定できるような状態ではなかったし、本人がどう思っていたかもわからない。ただ、彼は友美さんによく言っていたそうだ。「いつ死んでも後悔はないさ。早くお迎えがくればいいなあ」と。


「病院で起こったことは友美さんのせいではないです。自分を責めないでください」

「友だちにも同じことを言われます。でも、後悔が消えないんです。だから、この人には一日でも長く生きてほしい。少しでもよくなって、大好きなアップルパイを食べさせてあげたい……。私はもう、この人と一緒に逝ってしまいたい気持ちなんです。自分のことはもう、どうだっていいんです……」

三郎さんだけじゃない。友美さんもこの三カ月でだいぶ痩せたという。食欲もなく、あまり食べていないのだそうだ。

「友美さんがそういう状態だと、三郎さんも心配すると思いますよ」

「そうかしら……」

「ええ、私でさえ心配ですから、三郎さんはなおさら気がかりだと思います」

友美さんが三郎さんに顔を近づけた。

「ねえ、あなた、そうなの？　私のこと、心配しているの？」

すると、それまで目を閉じていた三郎さんが目を開けて、パチパチと瞬《まばた》きをした。言葉はなかったが、充血した目で友美さんをじっと見ていた。

「あら……！　あなた、聞こえていたの……⁉」

友美さんの目は涙でいっぱいになっていた。彼女は三郎さんの髪を優しくなでながら言った。

「あなた……ごめんね。あんなことになってしまって……」

しばらくの間、友美さんは三郎さんの髪をなで続けた。三郎さんは一生懸命、目を開けているようだった。私は友美さんに告げた。

「心の準備ができたらでかまいません。三郎さんに『心配しなくていい』という言葉をかけてあげてください。他にも何か伝えておきたいことがあれば、今がそのときだと思います。友美さんの言葉を聞けば、三郎さんも安心すると思いますよ」

一週間後、三郎さんは先週と同じように、目を閉じて静かにベッドに横になっていた。友美さんは備えつけのソファーに座り、おにぎりを食べていた。

「少しずつでも食べるようにしているの。やっぱり私がしっかりしないとね。この人に心配はさせたくないから。昨日、この人の容態が悪くなってここに泊まったの。そのとき、もう私のことは心配しないでね、ってちゃんと伝えたわ」

あの一件以来、友美さんは、三郎さんが怒っているわけではなく、むしろ自分のことを心配していることに気づいたのだと言った。

三郎さんが穏やかに旅立ったのは、その一週間後のことだった。

友美さんのように、自分を責めてしまう家族は本当に多い。多かれ少なかれ、大切な人を失うときには、誰にだって何らかの後悔があるものだ。客観的に見ればその人の責任でなくても、感情は論理的ではない。自分を責めてしまうことだってあるだろう。

でも、患者さんにとって、家族が自分を責める姿を見るのはとてもつらいことだ。旅立つ前に友美さんの罪悪感がぬぐわれたことは、同時に、三郎さんにとっても救いであったと思う。


〈ケース19〉井出健太郎さん――母ちゃんのおかげで幸せだった

感謝や謝罪という気持ちは比較的伝えやすいものだが、本当に難しいのは、相手を「許すこと」かもしれない。患者さんの中には、深い後悔に悩まされている人もいる。

心の傷は、ときに怒りや不安として現れる。彼らが安らぎや平穏を取り戻すためには、「許されること」が必要だ。

でも、数多くの患者さんや家族との出会いから、私はこうも思っている。もしかすると、「許された人」よりも「許した人」にこそ、大きな変化が起こるのではないか、と。深い後悔を抱えた人が亡くなる前に、あなたは果たして、「あのときのことは、もういいよ」と言えるだろうか？

青森の病棟で井出さん夫婦と最初に会った日、私はギターの伴奏で千昌夫の〝北国の春〟を歌った。まだ五〇代後半のふたりは、演歌が大好きだ。夫の健太郎さんは歌詞を口ずさみ、妻の小雪さんは手拍子をとっていた。

「歌って、本当にいいねえ」

健太郎さんは明るく昔の思い出を語った。居酒屋でギターの弾き語りをしていたことや、友人と唄ったこと。楽しい思い出ばかりで、それはとても素敵なことに思えた。

しかし、しばらくして彼が眠りにつくと、小雪さんがつぶやいた。

「この人、ホントにお酒が好きでね。だからこんな病気になってしまったのよ……」

消防隊員だった健太郎さんとは、一五年前に友人を通じて知り合った。健太郎さんは結婚する前からお酒好きだったが、仕事のストレスのせいか、飲む量が年々増えていったという。どんなに飲んでも仕事は休まず、一見普通の生活をしていたから、周りの人たちは事の深刻さに気づかなかったという。彼がアルコール依存症だと知っていたのは、小雪さんだけだった。

健太郎さんが肝臓がんを宣告されたのは三年前。それ以来、入退院を繰り返しながら治療を続けてきた。しかし、治療の効果が見られなくなり、体力も衰えてきた健太郎さんはここに来ることになったのだ。

健太郎さんはたまに大きな声を上げたり、看護師にも怒鳴ったりすることがあった。特に体の痛みを訴えるわけではないが、苛立ちを隠せない様子だ。彼の痩せ細った顔には、疲労と苦悩が表れていた。彼の怒りは小雪さんにぶつけられることも多く、ふたりの声が廊下に響き渡ることもあった。それでも小雪さんは毎日面会に来ては、健太郎さんのためにかき氷をつくって食べさせたり、ビールが飲みたいと言えば買ってきたりしていた。健太郎さんも小雪さんが面会に来ない日は「母ちゃんに電話してください」と看護師に頼むのだった。

ふたりとの出会いから一カ月ほど経ったある日、音楽療法のセッション中に坂本九の〝上を向いて歩こう〟を唄った。昔、健太郎さんが居酒屋でよく唄っていた曲らしい。ふたりは手拍子をしながら聴いていた。歌が終わると小雪さんが言った。

「昔、元気だったころは、私に暴力を振るったこともあったのよ……。でもそれはお酒のせいだからね、もう責めてない。あんなに飲んでいなければこんな病気にだってならなかっただろうけど、そんなことを言ってもしょうがないしね。だからもう、過去のことはいいよ、って。私はそう思っているの」

健太郎さんはじっと天井を見つめ、黙って聞いていたが、しばらくの沈黙のあと、おもむろに口を開いた。

「今まで本当にありがとう。こんなに優しくしてもらって、心から感謝してるよ」

小雪さんは目を丸くさせ、いすから立ち上がった。

「この人が私にこんなことを言ったのは初めてよ！　『ありがとう』なんて、今まで言ったことないのに！　でも……そう言ってもらえるとやっぱりうれしいわねえ」

小雪さんが笑顔を見せると、健太郎さんも恥ずかしそうに笑った。

「こういう母ちゃんと結婚できたことは、本当に幸せだったよ」

セッションのあとで、小雪さんが一枚の写真を見せてくれた。新婚旅行で北海道に行ったときの写真だ。ベージュのスーツを着た健太郎さんは、別人のようにふっくらした顔で、小雪さんは水色のドレスを着て彼に寄り添っていた。写真の中の幸せそうなふたりの笑顔と、セッション中に見せたふたりの表情がぴったりと重なった。

「もう残り少ないだろうけど、最後くらいあの人の好きにさせてあげたいのよ」

小雪さんは最期まで彼の隣にい続けた。長年の看病で心身ともに疲れていたはずだが、家にいても落ち着かないからと言っては毎日、面会に来ていた。

その三週間後、健太郎さんは息を引き取った。

「わかってはいたけど、やっぱり悲しいね。でも私、これからは自分の好きなことするから」

笑顔でそう言いながら病棟をあとにした小雪さんの姿を見て、私は「許す」ということの本当の意味を教わった気がした。許すとは、何も相手の行為を無条件に肯定することではない。許すとは、「過去に起こったことは、もう変えることができない」と、ただ受け入れることなのだ。そうすることで初めて、私たちは怒りや後悔から自由になれる。怒りを持ち続けるということは、とてもしんどいことだ。エネルギーも時間も相当に消耗する。許すこと、受け入れることには勇気がいる。でもそれは、何よりも自分自身のために必要な行為なのだろう。

気持ちを共有すること。そして余命を告げること

見送る人にとっても見送られる人にとっても、お互いの気持ちを共有することは大切だが、それがなかなかできない場合も当然ある。そしてもし患者さんと正直な会話ができないとき、私たちは大切なことを伝える機会を永遠に失ってしまいかねない。

たとえば、家族が末期の病気になったとき、それを本人に言うべきか悩む家族は多い。本当のことを知れば、本人は生きる気力を失ってしまうのではないか？　治療法がないのなら、精神的な苦痛を与えるだけではないか？　このように迷い、悩むのは無理もない。

でも、声を大にして言いたい。本人には、本当のことを伝えたほうがいい。なぜなら、あなたが言わなくても患者さんは自らの死が近いことに気づくからだ。末期の患者さんたちは、周りの態度や治療の焦点が変わったこと、家族の表情の変化などから自分の状況を敏感に察する。人間は、自分の死を直感的に感じるものなのだ。たとえ子どもでも自分の肉体的な変化を敏感に察知するし、命が長くないことも悟る。

ホスピスケアを受けている患者さんの家族の中には、「本人は余命が短いことは知らないから、そのことには触れないでほしい」とか「ホスピスにいることを言わないでほしい」という人もいる。でも、たいていの場合、本人は気づいていて知らないふりをしているだけだ。患者さんは、家族がその話をしないということは、まだ現実を受けとめられないのだろうと察し、あえてその話を避けるようにするものだ。

〈ケース20〉伊藤愛子さん――私がここにいる理由

八五歳の伊藤さんは、末期の大腸がんで病棟に入院してきた。彼女の意識はまだはっきりしていて、ひとりで歩くこともできた。音楽やダンスも好きで、毎週の音楽療法を楽しみにしていた。彼女はセッション中、いつも昔の思い出を語ってくれた。

中でも会話の焦点は、一五年前に亡くなった旦那さんになることが多かった。旦那さんは真面目で仕事一筋の人だったが、退職後は夫婦で旅行もし、楽しい思い出をたくさんつくったそうだ。伊藤さんにとって、旦那さんはまさに最愛の人。彼のことを考えない日はないと言っていた。

「今でも夢によく出てくるわ。本当にいい人だった」

「旦那さんとのいい思い出が、たくさんあるのですね」

「そう。あの人はもういないけど、私には思い出があるわ」

伊藤さんは旦那さんの話になると、少女のように微笑んだ。彼女のお気に入りの歌は、旦那さんと一緒にハワイに行ったときに聴いた〝ハワイアン・ウエディング・ソング〟。私が唄う間、彼女はしばらく何か考えているようだった。

「あの人もがんだったの。最期まで治療していてね。今思うと、もっと楽にしてあげられればよかったって思うの……」

「旦那さんは、苦しんだんですか？」

「そうね、苦しそうだった……。治療の効果より副作用が大きかったんだけど、それでもずっと治療を続けていたの」

「旦那さんのつらい姿を見るのは、伊藤さんにとってもつらかったでしょうね」

「そうなの。だから私がこの病気になったとき、治療はしたくないと思ったの。治る見込みがないのなら、苦しみたくない。あの人みたいに最期までつらい思いはしたくないから。楽しいことをしながら、最期まで楽しく過ごしたほうがいいでしょう？」

私はそれを聞いて、少し驚いてしまった。伊藤さんが入院したときに、息子さんがスタッフに言った言葉を思い出したからだ。「余命が短いことも、ホスピスにいることも、本人には伝えないでほしい」。そう念を押していた。ところが彼女は、自分の状態を十分に理解していたのだ。

「もちろん、ここにいる理由は知っているわよ」

なんのためらいもなく彼女は言った。

「そうなんですね。でも、そのことを息子さんは知っていますか？」

伊藤さんは首を振り、ため息をついた。

「息子のほうから話をしてこないっていうことは、まだ心の準備ができていないんじゃないかしら……。父親も死んでしまったし、もう私だけだからね」

伊藤さんは息子さんのことを気づかい、話せないでいたのだ。

「おそらく息子さんも同じような気持ちで、伊藤さんのことを心配しているのでしょう。ホスピスにいることを話さないようにしているのも、そのためだと思います」

「そうかもしれないわね。そのうち話をしてみるわ」

二週間後、伊藤さんの容態に変化が起こった。痛みが激しくなり、ベッドから起きることもできなくなったのだ。薬でだいぶ痛みはおさまったようだったが、意識がもうろうとして、ほとんど話もできない状態になった。余命半年と言われていた彼女の突然の変化に、スタッフさえも驚いたのだから、家族は相当ショックだったはずだ。

私はその日、初めて息子の大輔さんと会った。彼は硬い表情で、黙って部屋のソファーに座っていた。黒縁メガネをかけた真面目そうな人で、写真で見た伊藤さんの旦那さんにそっくりだ。簡単に自己紹介をした後、私は伊藤さんの好きな〝ハワイアン・ウエディング・ソング〟を唄った。

伊藤さんは穏やかな表情で、ゆっくりと呼吸をしていた。もうこのまま目を覚まさずに亡くなるのではないか。そう思えるほど安らかな表情だった。大輔さんは、母親の顔をじっと見ながら曲を聴いていた。

唄い終わった私は、彼に伊藤さんの気持ちを伝えることにした。旦那さんががんの治療で苦しんだから、自分はそのような治療をしたくないと言っていたこと。自分の現状をすでに悟っていて、ホスピスケアを選んでくれた大輔さんに感謝していたこと。そして、その気持ちをいつか、自分の言葉で彼に伝えようとしていたこと……。

大輔さんは静かにうなずいた。私には、その顔が涙をこらえているように見えた。

「そうですか……。だったらよかった」

数日後、伊藤さんは家族に囲まれて亡くなった。

今、伝えることの大切さ

自分の気持ちを語った日、伊藤さんは、まだしばらく時間が残されていると思ったのだろう。でも彼女は、大輔さんに気持ちを伝える前に亡くなった。彼には私から彼女の思いを伝えることはできたが、直接話ができていたらどんな会話になっただろう。そのほうがきっと、お互いにとってよかったに違いない。

人は、自らの死を悟る。患者さんに病気のことを隠し通すことはできない。だからこそ、ここで重要なのは、告知をするかしないか、ということではない。どのように告知をするか、そしてそのあとどうやってサポートしていくかだ。つまり、「弱い人を守る」という視点ではなく、「ボーナブルな状態にある彼らをいかに支えるか」という視点でのアプローチが求められるのである。

「ありがとう」「ごめんね」「許すよ」という当たり前でいて大切な言葉は、正直な会話からはじまる。大切な人と気持ちを共有することは、患者さんが安心して死を迎えるために必要なことだ。そしてそれは、見送るあなたにとっても大切な時間となるはずだし、一生忘れられない贈り物となるはずだ。

もし、大切な人にいつか言おうとしていることがあるなら、そのときは今だ。先延ばしせずに、今日言ってしまったほうが絶対にいい。末期の病気であっても、そうでなくても、明日があるかは誰にもわからないのだから。

四、象徴的なメッセージを見逃さない

「もう周りで何が起こっているのかさえ、わからないのだろう」

「何かよくわからないことを言っている。混乱しているに違いない」

いよいよ死が近づいたとき、大切な人に何が起こっているのかわからず、戸惑う家族は多い。大切な人の体はまだここにあっても、その人はもういなくなってしまった。そのような錯覚に襲われるかもしれない。

しかし、彼らは最期まで人間性を失っていない。それどころか、最期までメッセージを発している。多くの患者さんは死が近づいていることを察し、そのことをなんらかの形で家族に伝えようとする。〈ケース9〉の北田さんは、「お正月まではもたないだろう」と奥さんに伝えた。〈ケース10〉の白鳥さんは、「まだ死にたくないけど、もう近いと思う」と言った。ふたりのようにわかりやすい言葉でお別れが近いことを周

りに伝える人もいれば、象徴的な言葉を用いる人もいる。

〈ケース21〉ユージーン――「そろそろ部屋を片づけるとき」

ユージーンは末期の心臓病でホスピス病棟に入院する八〇歳の患者さんだった。無口であまり自分のことを語らない人だったが、彼の部屋を見渡せば愛情に包まれた人なのだろうと想像できた。きれいに飾りつけされた彼の部屋は、病棟の一室とは思えないほど家庭的だったからだ。いすにはパッチワークのクッションが置いてあり、ベッドにもお揃いのベッドカバーがかけられていた。タンスの上には海をバックにした家族写真があり、三人の娘と孫たちに囲まれたユージーンの姿があった。

彼は音楽が大好きで、昔流行ったカントリーやビッグバンドの曲であれば何でも知っていた。ある日、ユージーンは〝ブルームーン〟が聴きたいと言った。五〇年代に大流行し、さまざまな歌手にカバーされた曲だ。私がギターの伴奏で唄うと、ユージーンは車いすに座りながらリズムにあわせて足を動かした。

「こういう音楽を聴くと、妻のことを思い出す」

ユージーンは車いすを押し、タンスのほうへ静かに向かった。そしてタンスから茶色い財布のようなものを取り出すと、私に見せてくれた。そこには、数年前に亡くなった奥さんの若かりしころの白黒写真が入っていた。

「きれいな人ですね」と私が言うと、ユージーンは笑顔になった。

「ありがとう。妻のリタが亡くなってもうずいぶん経つけど、彼女のことを考えない日はない」

　普段はあまり自分のことを語らないユージーンが、この日少しだけ過去を語ってくれた。彼がカントリーやビッグバンドの曲が好きな理由は、リタとの思い出と重なるからだという。今では酸素ボンベをつけていて呼吸も難しいが、昔はよくダンスをしたそうだ。リタに出会ったのもダンスフロアーだった。三人の娘たちにもダンスを教え、家ではいつも音楽をかけていた。だから昔の曲を聴くと、懐かしい思い出が蘇るのだ。

　数年前にリタが脳梗塞で亡くなってから、ユージーンの支えとなっているのは子どもたちだった。しかし、長女と次女は遠くの州に住んでいてあまり会うことはない。三女のマイラは隣のケンタッキー州に住んでいて、週に一度ほど面会に来ていた。そのたびに彼女はユージーンの好きな食べ物を持って来たり、部屋を片づけたりしていた。病室をきれいに飾りつけたのもマイラだった。

ある日、リビングルームで休んでいるマイラを見つけた。

「毎週ケンタッキーから来るのは大変でしょうね」

彼女の住む町からホスピス病棟までは、車で片道二時間ほどかかる。

「ええ、でもそれはいいの。最後の親孝行だと思っているから。ただ、遠くに住む姉たちのことが心配で。ふたりとも、父が亡くなる前にもう一度会いたいと言っているわ。でも、その願いが叶うかどうか……」

長女はシカゴ、次女は西海岸に住んでいる。ふたりとも仕事や家庭があり、なかなか面会に来ることができない。でも、ユージーンの容態が変化したら連絡してほしい、とマイラに頼んでいたそうだ。最後は家族で一緒に時間を過ごしたいというのが、三人の願いだったのだ。

ユージーンがホスピスに滞在しはじめてから四カ月以上が過ぎていた。彼の容態は少しずつ悪くはなっていたが、彼に残された時間がどれくらいかは誰にもわからない。

「父の死期が近くなったら姉に電話することにはなっているけど、突然容態が悪化することもあると先生に言われて……。先週、父が熱を出して具合が悪くなったとき、姉たちに電話するか迷ったわ。たいしたことないなら心配させたくないと思って、様子を見たの。回復したから良かったけれど、あのまま逝っていたら姉たちも後悔したと思う……」

マイラはため息をついた。ユージーンが亡くなる前に姉たちには来てほしい。でも、死がいつ起こるかわからない。彼女はプレッシャーを感じていたのだ。私は、患者さんの中には死期が近づいたとき、それを周りに伝えようとする人もいることをマイラに伝えた。

「本当に？」

マイラは半信半疑な顔で続けた。

「もしそうなれば、私も姉たちに連絡することができるわ。でも、父は無口な人だから、そういう話をするかどうか……」

数週間後。リビングルームを通り過ぎたとき、電話をしているマイラと目が合った。

「今、姉たちに電話して、できるだけ早く来るように伝えたの！」

マイラは電話を切り、切迫した声で話した。ユージーンに何かあったのだろうか。

「昨日からまた熱を出しているんだけど、今回は何か違うの」

「何か違う？」

「ええ、今朝父が目を覚ましたとき、『もうそろそろ部屋を片づけるときだ』って言ったの。今までそんなことを言ったことはなかったわ。多分、もうすぐお別れが近いっていう意味だと思うの。うまく説明できないけど、そう感じるの」

翌週ユージーンを訪問すると、三人の娘たちが部屋にいた。ユージーンはほとんど意識のない状態となり、ベッドに横たわっていた。マイラが直感した通り、ユージーンの容態は一週間で急変したのだ。

「お父さん、音楽聴きたい？」

マイラが聞くと、彼は微かに目を開け小さくうなずいた。私はユージーンの好きな〝ブルームーン〟を唄うことにした。マイラが一緒に唄い出し、長女と次女が手をとって踊り出した。するとユージーンは、腕を動かして何かジェスチャーで訴えた。どうやら、ベッドを起こしてほしいということらしい。

ベッドを少しだけ起こすと、彼はしっかりと目を開けて娘たちの姿を見た。三人とも涙をこらえながら、最後まで歌を唄いダンスをした。ユージーンは満足そうに微笑んでいた。「ありがとう」——帰り際、ユージーンが小さな声で言った。それが彼との最後のセッションとなった。

「あの日、父の言葉を受けとめておいてよかった。おかげで姉たちも父と会うことができたわ。最後に家族で過ごした数日間は、一生忘れられない時間になった」

お葬式でマイラが言った。ユージーンは自分の死期が近いことを察し、象徴的な言葉で娘に伝えた。「もうそろそろ部屋を片づけるときがきた」という彼の言葉は、「もう死が近いから、用意をしてほしい」というマイラへのメッセージだったのだろう。それは、片づけが得意だったマイラにふさわしい言葉だった。

〈ケース22〉平野恵理さん——明日、家に帰らないといけない

大切な人の死から学んだことは、残された家族にとってかけがえのない贈り物となる。たいていの人は、死が迫った人から学ぶことはあまりないと思っているが、それは間違いだ。彼らは私たちに多くのことを教えてくれる。

平野恵理さんは、末期の卵巣がんを患う四〇代の女性だった。ホスピス病棟に入院中、音楽療法を通じて彼女はさまざまな悩みや不安を語ってくれた。旦那さんも病気を患っており、恵理さんの両親が娘の介護をしていた。旦那さんや両親に先立つこと

への悲しみは、計り知れないものだっただろう。そんな彼女を支えていたのは、亡くなった祖母の幸子さんの思い出だった。

一〇年以上前、恵理さんは幸子さんを自宅で介護していた。彼女が幼いころ両親は共働きだったため、彼女は幸子さんによく面倒を見てもらっていた。それもあり、幸子さんが老衰のため寝たきりになったとき、恵理さんが介護を引き受けたのだ。

「ある日、ばあちゃんの具合が悪くなって病院に連れて行ったの。その日のことは、今でもよく思い出す」

恵理さんは言った。

「お医者さんにはしばらく入院したほうがいいって言われたんだけど、ばあちゃんが『明日、家に帰らないといけない』って言い出したの。今までそういうことを言ったことなかったんだけど、そのときはどうしても帰るって聞かなくて……。なんとか家に帰してあげないといけないと思った」

翌日、恵理さんは幸子さんを自宅へ連れて帰ることにした。病院のスタッフには驚かれたが、事情を説明して納得してもらったという。その夜、恵理さんは幸子さんの好物のお吸い物をつくった。それを少し飲んだあと、幸子さんが言ったそうだ。

「今までお世話になったね。お迎えが来たけど、まだ逝かないよ。待ってる人がいるからね」

幸子さんは恵理さんを見て微笑んだかと思うと、天井を見て誰かに話しかけた。

「待ってる人がいるから、もう少し待って」

待っている人——。それは恵理さんの父親で幸子さんの息子、雅夫さんのことではないか？　恵理さんはそう直感した。しかし、雅夫さんはその日、夜勤で翌朝まで帰ってこないことになっていた。そのことを告げると、幸子さんは言った。

「そうなのね、わかった。明日までは待てないわ。ありがとう」

しばらくして、青森港から船の汽笛が聞こえた。それと同時に幸子さんは息を引き取ったという。

「あの日、家に帰りたいっていうばあちゃんの希望を聞いて、本当によかった」

当時のことを振り返り、恵理さんは語った。幸子さんは、どうしても家で最期を迎えたいと思ったのだろう。恵理さんがそのサインを見逃さず、彼女の希望を聞き入れたおかげで、幸子さんは穏やかな死を迎えることができた。そしてそれは、残された恵理さんにとっても忘れられない出来事となったのだ。

「ばあちゃんを看取って、人は自分の死が近いことがわかるし、お迎えって本当にあるんだって思った。今思えば、あれはばあちゃんから私への贈り物だったのかな」

恵理さんは今、自らが死に直面している。彼女にとって幸子さんの死が教えてくれたことが、日々を乗り越える支えとなっているそうだ。

恵理さんとマイラが死に逝く人からのメッセージに気づいた理由のひとつとして、自分の直感を信じたという点が挙げられる。患者さんの些細な言葉やジェスチャーの意味はなかなかわかりづらいものだが、もしあなたが「いつもと違う」何かを感じたときは、それを無視せず、患者さんが伝えようとしていることに耳を傾けてほしい。

ビジョンや夢

このように、死が迫った人たちと接していると、不思議な光景を目にすることが多い。幸子さんのように、誰かが迎えに来たとか、亡くなった人が見えると言う患者さん。天使やお釈迦さまなどの宗教的シンボルや、三途の川が見えると言う人。私には見えない誰かと話をしている人。

印象深い夢を見たと語る患者さんもいる。夢に出てくる家族や友人は、すでに亡くなっている人である場合が多く、中には飼っていた犬や猫などのペットの夢を見る人もいる。それらの夢は、夢を見た人にとって普通の夢と異なる感覚があり、鮮明でインパクトが強い。

死を迎える数週間前に、患者さんが亡くなった家族や友人に関するビジョンや夢を見るということは、研究結果からもわかっている（近年ニューヨーク州のホスピスで行われた研究では、患者さんが見た夢やビジョンはすでに亡くなった家族や友人に関するものが多く、それらは彼らに安らぎを与えるものだと判明した）。患者さんは、その人たちが見守ってくれているとか、もうすぐお迎えに来る、というような感覚があると語る。家族は驚くかもしれないが、これはあくまでも普通の現象であり、患者さんにとっては大きな意味を持つのだ。

死に逝く人に残された「力」

何よりも、この仕事をはじめて私がいちばん驚いたことは、死に逝く人に残された力だ。それも、肉体的なものではなく、スピリチュアル（精神的）な力である。もう余命いくばくのない患者さんが、穏やかな死を迎えるために必要なことを悟り、それらの条件を整えようとする。もしくは、条件が整うまで待っている。以前は想像もできなかったことだ。しかし、数多い患者さんやご家族とのやりとりを通じて、このような現象は稀ではないことを知った。

最もわかりやすいのは、会いたい人が来るまで待っていて、その直後に亡くなるケースだ。遠くに住む家族が来るまで持ちこたえている患者さんが、その人が来た直後に亡くなるというケースは非常に多い。ホスピスでは、もういつ亡くなってもおかしくない患者さんが何日も生き続けている場合、家族に「他にまだ会いに来ていない人はいませんか？」とたずねることもある。

前著『ラスト・ソング』では、息子の高校の卒業式に出るという強い意志を持った患者さんが、ホスピスで卒業式を行った直後に亡くなったケースを書いた。彼女のように、ある出来事や重要な日まで待っている患者さんもいる。家族の誕生日、結婚記念日、クリスマス、お正月など、その日まで生きていたいと願う患者さんがいる。そして、彼らの願いは叶うことが意外と多い。いずれにしても、これらの条件は家族との関係性において重要な意味を持つ、という点で共通している。

人は自らの「死に時」を選ぶのか

アメリカのホスピスで出会った、ジェイクという五〇代の男性を思い出す。彼は、病棟に滞在した数週間、遠くに住む家族や友人が来るのを待ち望んでいた。最後に大切な人たちに会ってお別れしたい、というのが彼の願いだったのだ。

ある日ジェイクを訪問すると、八人ほどの男女がベッドを囲んで座っていた。彼が会うのを楽しみにしていた親戚や友人たちが、祝日を利用して面会に来たのだ。部屋は笑い声に包まれていて、ジェイクは笑顔を浮かべていた。でも、よく見ると彼は呼吸をしていない。看護師を呼ぶと、ジェイクはすでに亡くなっていることが確認された。

愛する人たちの笑い声に包まれながら、ジェイクは息を引き取ったのだ。彼の死はあまりにも穏やかだったので、誰も気づかなかったのだろう。看護師が部屋を去ったあと、奥さんが涙を浮かべて言った。

「ジェイクは、『僕が死んでも泣かないでほしい』って言ったわ。彼らしい最期だったと思う」

一方で、死の瞬間はひとりきりを選ぶ人もいる。家族が何日も交代でつき添っている患者さんが、誰もいなくなったときに亡くなる、というケースはめずらしくない。患者さんをひとりで死なせてはかわいそうだと思い、誰かが常に一緒にいるようにするのだが、たまたまみなが席を外した数分の間に、患者さんが亡くなるのだ。こういうとき、残された家族は、患者さんをひとりにしてしまったと罪悪感を覚えることがあるのだが、そのように感じる必要はまったくない。患者さんがあえてその時を選んだ可能性もあるからだ。

「穏やかな死」とひと言で言っても、そこには個人差があり、それに必要な条件は本人にしかわからない。だから万人に共通する「見送りマニュアル」などはなく、患者さんひとりひとりの言葉や想いに耳を傾けることが重要なのだ。

「もう逝っていい」というサインと「お迎え現象」について

もし、あなたが今日この世を去らなければいけないとしたら、いちばん気がかりなことは何だろうか？　たくさんある心配事の中で、上位を占めるのはやはり、遺して逝く家族のことだと思う。そしてそれは、あなたの大切な人も同じだ。

自分の死後、家族のことが気になるのは普通のことであるからこそ、「大丈夫だよ。

心配しなくていいよ」という当たり前の言葉をかけてあげることがとても大切だ。家族からの「もう逝っていいよ」という言葉を聞いたあとに亡くなる人が多いのもそのためだろう。

二〇一二年の夏、アメリカに住んでいた私は、父からのメールで祖母の死を知った。九七歳だった祖母は、ひとりで四人の子どもを育てた人だった。祖父が若くして病死し、その後、貧困生活を強いられたが、子どもたちと支え合って生きてきた。晩年寝たきりになり、認知症の症状が出はじめてからは、家族に介護されながら自宅で生活していた。

お葬式の日、叔父に電話すると、思いがけない話を聞いた。祖母はショートステイで病院に入院した際、意識がもうろうとなった。もう残された時間は少ないだろうと思われたが、それでも数日間持ちこたえていたという。叔父は続けた。

「あの日、おふくろの耳元で『もう逝っていいんだよ』って声をかけたんだ。そしたらその直後に呼吸がゆっくりとなって、そのまま静かに亡くなったんだ。そういうことって、よくあることなのかな？」

家族からの「もう逝っていいよ」という言葉を聞いた直後や、その数時間後に亡くなる患者さんは多い。そのことを告げると、叔父はつぶやいた。

「そうか……。あの日、七月七日だったから、もしかするとお迎えが来るかとは思っていたんだ」

七月七日は、四年前に亡くなった兄の命日だった。兄は祖母にとっては初孫で、子どものころから可愛がられていた。もしかすると、兄が祖母を「お迎え」に来たのかもしれない。叔父だけではなく、家族みんながそのように感じていた。むしろ、そう思うことが心の支えとなっていたように思う。

祖母が叔父からの言葉を聞いた直後に亡くなったことも、それが兄の命日であったことも、私にとっては驚きではなかった。なぜなら、今まで見てきた患者さんの中にも似たようなケースがたくさんあったからだ。

すでに他界した家族が迎えに来る。この「お迎え現象」と呼ばれるものは、実はアメリカでのホスピスでもよくあることで、人類共通だ。これらの体験は患者さんにとっては意義深い体験だが、それを受けとめる家族の側が困惑してしまうことが多い。

「単に夢を見ただけよ」「お母さんは昔亡くなったじゃないの」「おじいさんが見えるはずない」「薬のせいで混乱しているに違いない」「幻覚を見ているだけだろう」——

このような言葉を、家族からよく聞く。もし、あなたが死に逝く人の夢やビジョンを単なる幻覚だと切り捨て、その意味を理解できないでいると、彼らとの距離はどんどんと開いていくことになるだろう。

そして、ときにそれが、患者さんの葛藤の原因になってしまうこともある。

〈ケース23〉前田龍也さん――死んだ母さんが見える

前田龍也さんは元県庁職員で、奥さんの聖子さんとの間にはふたりの子どもがいた。数年前に退職してからは、地域でボランティアをしたり、読書を楽しんだりするのが日課だった。しかし、半年前から背中に激しい痛みを感じるようになり、病院に行ったところ末期の肝臓がんと宣告された。しばらくの間は聖子さんが自宅で介護していたものの、疼痛ケアのために青森の病棟に入院してきたのだ。

私は龍也さんの部屋を何度か訪問したが、彼はいつも緊張した表情で、テレビもラジオもつけずただひとりで時間を過ごしていた。聖子さんは夕方、子どもたちは週末に面会に来ていたようだ。龍也さんは洋楽が好きで、昔はたくさんレコードを持っていたらしい。でも、彼の反応はいつも同じだった。

「音楽は好きだけど、今は他のことで頭がいっぱいなんだ……」

無口な彼はそれ以上何も言わず、何かをじっと考えているようだった。

ある日の午後、龍也さんを訪問すると、彼はいつものように目を閉じてベッドに横たわっていた。私が声をかけると、かすかに目を開けた。

「気になることがあって、眠れない」

彼は眉間にしわを寄せた。リラクセーションのために音楽を聴くのはどうか、と提案してみた。

「うん……。それも悪くないかもしれない」

私がギターの伴奏で〝テネシーワルツ〟を唄う間、龍也さんは涙目になっていた。歌が終わりしばらくの沈黙が続いたあと、彼が口を開いた。

「もう長くないと思う。家族のことが心配だ」

龍也さんはあふれ出しそうな涙をこらえていた。彼の不安についてもう少し聞きたいと思ったが、これ以上話したくなかったのだろう。

「今日はありがとう。また、来週も待っているよ」

そう言って龍也さんは痩せ細った手を差し出し、私と握手した。

翌週、面会に来ていた聖子さんと初めて会った。小柄でふっくらとした女性で、長い髪を後ろで束ねていた。龍也さんの容態は先週よりも悪化していて、話しかけても目を開けないし呼吸も荒い。聖子さんの話によると、彼の様子がおかしくなったのは数日前からだという。

「この人、自分の母親が見えるみたいなの。たまに『お母さん！』って言うのよ。私もう本当にビックリしてしまって……。だって、母は何十年も前に亡くなったのよ⁉ だから私、毎日仏壇に拝んでいるの。『お母さん、どうかまだ連れて行かないでください』って」

聖子さんは困惑した顔つきで言った。彼女はまだ、龍也さんとお別れする心の準備ができていないようだ。先週、彼が「家族が心配だ」と言ったことを思い出した。

「この人は今、あの世とこの世を行ったり来たりしている状態なのかしら……」

聖子さんはため息をついた。私が先週のセッションで〝テネシーワルツ〟を唄ったことを告げると、聖子さんも聴きたいと言う。ギターを持ってきて唄いはじめると、それまで荒かった龍也さんの呼吸が徐々に緩やかになっていった。そして、彼の顔から力が抜け、口が少し開いた状態になった。

唄い終わったあと、聖子さんが龍也さんにたずねた。

「この曲、聴いたことある？」

すると彼は小さくうなずいた。その反応を見て、聖子さんはうれしそうに微笑んだ。

ところが、それから三時間ほどして龍也さんの様子が急変した。もういつ亡くなってもおかしくない状況だからもう一度訪問してほしい、と看護師に頼まれた。

部屋に入ると、龍也さんは呼吸のリズムが不規則になっていて、ゴロゴロと喉から音がした。死が近づいた人によく起こる症状だ。聖子さんは緊迫した表情で、もう一度〝テネシーワルツ〟を唄ってほしいと言った。

私が唄いはじめると、龍也さんの呼吸がまたゆっくりとなり、一時止まったようにさえ見えた。聖子さんも、その変化に気づいたのだろう。突然ベッドに駆け寄ると、龍也さんの顔を両手で包んだ。

「お父さん！　聞こえる!?　ねえ、聞こえるでしょう？　さっきは聞こえたんでしょう!?」

聖子さんは大きな声で叫び、龍也さんの顔を左右に揺さぶった。龍也さんはまた呼吸をはじめたが、足をバタバタと動かしはじめ、見るからに興奮した様子だった。眉間にはしわが寄り、見るからに苦しそうな表情になっている。

龍也さんに目を開けてほしい、何か言ってほしい。聖子さんは、そう思ったのだろう。その行動は一種、本能的なものに思えた。しかし、彼女の動揺は龍也さんにも伝わっていて、それが彼の葛藤の原因となっていたのは明らかだった。

唄い終わってから、私は聖子さんの気持ちを聞いた。でも、彼女は「私は大丈夫です」の一点張りで、家族に電話するからと言って部屋を出て行ってしまった。

それから一時間後、龍也さんは息を引き取った。

龍也さんは、「母さんが見える」と確かに聖子さんに伝えた。おそらく自分の死が近いことを察し、聖子さんにも心の準備をしてほしかったのではないだろうか。彼女のことを心配していた龍也さんは、最期の瞬間まで、聖子さんから「もう逝って大丈夫」という言葉を聞くことができなかった。

五、音楽で気持ちを伝えるためのヒント

〈ケース23〉の龍也さんの事例は悲しい結末だったが、音楽療法の直後に患者さんが亡くなるケースは驚くほど多い。セッション中に容態が急変したり、数日間持ちこたえていた患者さんが、セッション中や直後に息を引き取ったり……このようなケースを、私は数えきれないほど見てきた。

その理由を科学的に解明するのは難しいが、ひとつの可能性として、音楽が患者さんの意識に変化をもたらし、旅立ちの手助けをするのではないかと思う。つまり、音楽そのものが「もう逝ってもいい」というメッセージとなるのではないだろうか？

〈ケース24〉早川浩さん——音楽が最期の贈り物

二〇一五年の夏、私は横須賀の老人ホームに住む患者さんを数人訪問した。そのひ

とりが、認知症を患う早川さんという女性だった。彼女は二日前から声をかけても反応をしなくなったという。

早川さんの部屋に入ると、小柄できれいな白髪の女性がベッドに静かに横たわっていた。ギターをケースから取り出しているとき、早川さんの娘さんとお孫さんが面会に来た。ふたりとも音楽療法に同意し、娘の陽子さんが〝千の風になって〟をリクエストした。彼女も早川さんも好きな曲だという。

ギターの伴奏で、ゆっくりと早川さんの呼吸に合わせて唄った。すると、一番の歌詞が終わりに近づいたところで、ベッドの脇に立っていた看護師が早川さんの変化に気づいた。

「口を開けて何か言おうとしてるわ！」

孫の涼子さんがベッドに駆け寄り、早川さんの手を握った。

「おばあちゃん……」

涼子さんはハンカチで涙をぬぐっていた。早川さんは半分目を開けて、口を微かに動かした。

「母は先週、九〇歳の誕生日を迎えたんです」

陽子さんが言った。ベッドの脇には、「おばあちゃん、お誕生日おめでとう！」と大きく書かれた紙が貼ってある。

「誕生日までは頑張ってほしいと思っていて、母もおそらくそう思っていたんでしょう。誕生日のあとに容態が悪くなったんです」

陽子さんは言葉に詰まりながらも、続けた。

「今まで本当によく頑張ってくれました。母には感謝しています」

早川さんは家族の愛情に包まれた人生を送ったのだろう。彼女はとても穏やかな表情をしていた。老人ホームを出た一時間後に、早川さんが息を引き取ったことを知った。音楽が、家族から彼女への「最期の贈り物」となった。

これから旅立つ人に「もう逝っていいよ」という言葉をかけることは、当然ながら容易ではない。大切な人に去ってほしくないという気持ちもまた、家族がその人のことを大切に思っている証だし、世界共通の想いなのだから。

だからこそ、言葉ではなく音楽を共有するという方法があることを知っておいてほしい。人は音楽を通じて気持ちを表現することができるし、言葉が出ないときほどその力は大きいのだ。

本章の最後に、実際に、どのように音楽を使えばいいのかについてお話ししておこう。注意してほしいのは、これから述べることは「音楽療法」の取り入れ方ではなく、あくまでも「音楽の使い方」であるという点だ（音楽療法を行うには専門的なトレーニングが必要）。あくまでひとつのヒントとして活用してもらいたい。

なぜ音楽を使うのか？

大切な人が病気になったとき、家族との関係は少しずつ変化する。親子、夫婦、兄弟姉妹という関係から、「介護する人」と「介護される人」の関係に移行してゆく。食事、散歩、会話……今まで当たり前だったことができなくなったとき、家族は大きな喪失感を覚えるだろう。そんなとき、音楽の力を思い出してほしい。

ここまで、音楽によって人の記憶が刺激されることや、言葉にならない気持ちを伝えることができるとお話ししてきた。また、聴覚は最期まで残る感覚なので、患者さんが反応を示さなくなってからも、音楽によって安らかな環境をつくることができることにもふれた。他にも、音楽にはいくつかの効用がある。

まず、音楽には「普通さ」を取り戻す力がある。近年になって、ＱＯＬという言葉をよく耳にするようになった。これはQuality of Life（クオリティー・オブ・ライフ）の省略で、生活の質を意味する。クオリティー（quality）とは質という意味で、数や量を表すクオンティティー（quantity）と対照的に使われる。このＱＯＬを高めることがホスピスケアの最大の目標であると言えるし、どうすれば患者さんが残された時間をよりよく過ごすことができるかは、家族にとっても大きな課題だ。

　では、どうすればＱＯＬを上げることができるのか？　実は、何か特別なことをする必要はない。なぜなら、患者さんにとって「普通のこと」を取り入れることで、生活の質は自然と上がるからだ。末期の病気とともに生きるというのは、今まで当たり前にやっていたことができなくなるということだ。音楽に限らず、家族やペットと過ごす時間、自然との触れ合い、新しい人との出会いなど、日常で普通に起こることを取り入れることが大切である。

　しかし、だからこそ、病院生活においてＱＯＬを上げるのはとても難しい。環境そのものが不自然だからだ。たとえば、音。入院中、患者さんによってはまったく音のない生活をしている場合がある。一方、モニターの音や同じ病室の患者さんの生活音、テレビの音など、病院内は四六時中なんらかの音があり、静かに休むことができないこともある。

　このような場合、音楽によって感覚を刺激したり、居心地の悪い音をブロックしたりすることができる。患者さんの好きな音楽をCDやiPodで持参し、本人が好きなときに聴けるようにしてみるのは手軽だが有効だ。

　そのためには、患者さんがCDやiPodに簡単にアクセスできるようにする工夫も必要となる。本人が操作できない場合は、誰かが一緒につき添っている際に音楽を提供することが望ましいし、共同部屋の場合はイヤホンを使う必要がある。患者さんによってはイヤホンを嫌がる人もいるので、ヘッドホンを検討してみてもいいだろう。ヘッドホンのほうが耳に優しく、音質もいい。

　とてもシンプルなことだが、患者さんが今まで当たり前に行っていたことを生活に取り入れることで、不自然な環境の中に「普通さ」を取り戻すことができるのだ。

　また、音楽は患者さんだけではなく家族全員がリラックスするためにも効果的だ。家族にストレスがたまっていては、患者さんも落ち着けない。これはよくホスピスで見かける光景だが（〈ケース14〉の夕樹さんの母親や〈ケース18〉の千葉さんの奥さんの様子を思い出してほしい）、末期の患者さんの介護や看病は、精神的にも肉体的にも想像を超えて疲れるものだし、どんなに頑張ってケアしていても、あなたが倒れたときにいちばん困るのは患者さんだ。大切な人にしてあげられる最大の贈り物は、ある意味、あなた自身のケア（セルフケア）ではないだろうか。

さまざまな音楽の使い方

今まで出会った患者さんやご家族の中には、日常の中に上手に音楽を取り入れていた人たちがたくさんいた。毎朝介護をするとき、母親に歌を唄ってあげていた娘さん。夕方の静かな時間に、好きなCDを一緒に聴くのが日課だったご夫婦。奥さんに痛みがあるときには、アカペラで優しく唄ってあげていた旦那さん。いずれのケースも、音楽が家族と患者さんをつなぐ大きな役割を担っていた。

実際にどのような音楽を用いればいいか、というのは講演などでもよく聞かれる質問だが、基本的には患者さんが好きな音楽を使うことが望ましい。もしそれがわからない場合は、その人が若いころ（二〇〜四〇歳のころ）に聴いていた、あるいは流行していた音楽を思い出してみてほしい。それらの音楽を一緒に聴いたり、録音に合わせて唄ったり楽器を弾いたり……そういうシンプルなアプローチからはじめることをおすすめする。

ときには、あなたにとって大切な音楽を共有するというのもいいアイディアだ。〈ケース17〉で岡本さんの娘さんが〝この広い野原いっぱい〟をリクエストしたように、あなたが特別に思う曲や、患者さんとの思い出の曲（結婚式で流れた曲、昔唄ってもらった子守歌、一緒に観た映画で使われた曲、思い出の旅行先で聴いた曲など）を一緒に聴いてみてはどうだろうか。昔の記憶がよみがえり、感情があふれてくるかもしれないが、そのときは涙を流してもかまわない。日本人は「人前で泣いてはいけない」という思い込みが強いが、涙を流すことは自然で健康的なことだ。むしろ、あなたが気持ちを表現することで、患者さんも安心して自分の気持ちを語れるようになるだろう。

意外と難しいのは、リラックスできる音楽を見つけることだ。簡単なように思われがちだが、実はそうではない。音楽に対する解釈や反応には個人差があるため、どの音楽でリラックスできるかは、あくまでも主観的な評価による。クラシックが落ち着く人もいればそうでない人もいるし、ボーカルの入った曲が好きな人もいれば楽器だけの曲のほうがリラックスできる人もいる。馴染み深い音楽を好む人もいれば、いろいろなことを思い出してしまうから知らない音楽のほうがいいという人もいる。つまり、「これを聴けば誰もがリラックスできる」という音楽はなく、自分に合った音楽を見つけるためには、さまざまな音楽を実際に聴いてみる必要があるのだ。

また、録音された音源を聴くだけではなく、一緒に唄ったり楽器を弾いたりするのもいい。歌を唄うのは恥ずかしい、という人もいるだろうが、うまく唄おうと思わなくてもいい。大切なのは、あくまでも音楽を通じてなされるコミュニケーションなのだから。一緒に唄うときはゆっくりと唄い、何回か繰り返すといいだろう。楽器を用いる場合は、安全性やその人の年齢に適した楽器を選ぶことが求められる。たとえば、認知症などの病気で一見、子どものように見える患者さんであっても、子ども向けの楽器を使うのは避けたほうがいい。子ども用のプラスティックでできた楽器は音質も悪いし、患者さんによっては侮辱されたと感じる人もいる。おすすめは、カラフルで持ちやすいエッグシェーカー、レインスティック、オーシャンドラムのようなシンプルな楽器だ。患者さんの好きな音楽をCDで流しながら一緒に楽器を弾くのもいいし、弾きながら唄ってもいい。

音楽を使って患者さんのレガシー（生きた証）を記録することも、ホスピスではよく行われる。自分の記憶や想いを後世に残したい、と願う患者さんは多いので、患者さんの好きな曲を録音したCDをつくったり、歌詞をスクラップブックにしたりするのだ。家族にメッセージを残すことで、患者さんの気持ちが楽になる場合があることは、これまでの事例でも見てきた通りだ。

このように、音楽の使い方はさまざまだが、忘れてはいけないのは本人の希望を尊重することである。第一章で述べた通り、患者さんはあらゆる面でコントロール感を失っている。なるべく本人が選択できるようにすることが重要だ。こちらの都合で音楽を押しつけないよう注意すべきだろう。たとえば四六時中音楽を流すのではなく、いつ、どのように、何の音楽を聴くかは、本人の希望を聞くようにしてほしい。

あくまでも音楽はコミュニケーション手段のひとつ

しかし、死が近づけば当然、本人が意思表示できなくなるときがある。そのときはどうすればいいのだろうか？

傾向として、死期の近い患者さんたちは、複雑な音楽よりもシンプルな音楽を好むようになる。複雑な音楽とは、クラシックのシンフォニーやオペラ、ジャズの即興やハードロック、といったものだ。健康なときはこれらの音楽が好きだった患者さんでも、体の衰えとともに受け入れづらくなることがある。刺激が強すぎたり、緊張感が高まりすぎたりするからだ。

患者さんにとって受け入れやすい音楽は、シンプルで優しい音楽だ。お母さんが唄う子守歌を想像するといい。音楽の好みや反応に個人差はあれど、健康なときと病気のときでは音楽への反応が違う、ということを念頭に置いてアプローチするのがいいだろう。

また、「はじめに」で聴覚は最期まで残る感覚と述べたが、そのためもあってか、死期が近づいた患者さんの聴覚は敏感になっている場合が多い。音量は大きくせず、本人の表情や体の動きに注目しながら反応を見てほしい。もし音楽をかけたことで患者さんの落ち着きがなくなったり、眉間にしわを寄せたり、声をあげたりした場合、音楽の刺激が強すぎる可能性がある。その場合は、音量を下げてしばらく様子を見てみる。それでも変化が見られない場合は、音楽を消し、静かな環境をつくってあげてほしい。あくまで音楽はコミュニケーションやリラクセーションの手段のひとつなので、無理に使う必要はないのである。

最後のひとときを音楽とともに過ごすことは、患者さんにとってはもちろん、家族にとっても安らぎとなることが多い。死が迫った患者さんは、言葉でコミュニケーションを図るのが難しいから、言葉以外のコミュニケーションを取り入れるといいだろう。音楽以外にも、たとえば手足を軽くマッサージしてあげるなど、そういうささやかなやりとりを通じて、つながりを持つことができる。触られたという感覚もまた、聴覚とともに最期まで残る感覚なのだから。

さて、誰にとっても共通の、いい見送りやいい別れのためのマニュアルなど存在しないことは、数々のケースからおわかりいただけたと思う。私たちにできるのは、死を迎える人の心の中で起きていること、その変化を理解した上で何ができるかを考えサポートしていくことだけだ。そして、そのためには見送りをする私たちが自分自身の気持ちにも気づく必要がある。

そこで最後の章では、喪失に伴うグリーフ（悲嘆）について語りたい。〈ケース14〉の夕樹さんのケースでも触れた通り、多くの家族は患者さんが亡くなる前からグリーフを経験する。実は、その感情は末期の病気を患う患者さんのそれとよく似ている。

グリーフの特徴を知ることで、患者さんの気持ちへの理解が深まることだろう。また、その知識は大切な人が旅立ったあとの深い悲しみと向き合うときにも役に立つはずだ。

第三章　グリーフについて
――悲しいのは、当たり前のこと

最愛の人を失うことは、人生において最もつらいことだ。多くの人はあまりの悲しみに、「自分は気が狂ってしまったのではないか」と感じる。喪失は人生で誰もが一度は経験することだが、それといかに向き合うかは誰も教えてくれない。

一九歳のとき父親を亡くした友人は、当時を振り返ってこう言った。

「父が未明に息を引き取ってだんだんと夜が明けたとき、こうやって何もなかったように周りの人たちには同じ一日がはじまるんだと、打ちのめされたような気がした。でも、それに救われたような感情があった」

大切な人を失ったあと、あなたの人生は大きく変わってしまう。それでも地球は回り続けるし、あなたの人生も続く。グリーフはつらく長い道のりだが、どんなに長い夜も明けることを知っておいてほしい。

グリーフとは、直訳すれば「深い悲しみ」や「悲嘆」を意味する言葉で、大切な人を失ったときに起こる身体上・精神上の変化を指す。死別はもちろんのこと、離婚などによって関係が切れるとき、引っ越しで慣れ親しんだ場所から離れるとき、職を失くしたとき、ペットが死んだときなど、さまざまな状況で私たちはそれを経験する。

死との向き合い方に個人差があるように、グリーフの過程も千差万別だ。あなたがどのようにグリーフを経験するかは、あなたの性格や人生経験、大切な人がどのように亡くなったか、その人との関係はどうだったかなど、さまざまな要素が影響する。反応にも個人差があり、悲しみで涙が止まらない人もいれば、しばらくの間ショックで何も感じない人もいる。どれが正しいということはない。どれもその人なりの自然なグリーフの表れなのだ。

　ただ、グリーフには特有の症状がある。それを理解し受け入れることが、悲しみを乗り越える最初のステップだ。まずはグリーフの症状や過程を説明したうえで、それを乗り越えるためのヒントを提示する。そして、非常に難しい問題である、遺される子どものグリーフについても考えていきたい。

一、グリーフを経験している人の心

グリーフを経験しているときの感情は、末期の病気を患う患者さんのそれとよく似ている。第一章にならって「孤独感」、「ショックと否定」、「怒りと悲しみ」、「不安と恐怖」、「希望」を順に追っていくが、グリーフにおいてもこれらの気持ちは必ずしも段階的ではない。何度も行ったり来たりするものである。

孤独感

大切な人を失ったあと、多くの人が抱くのが「孤独感」である。家族が亡くなり、実質的に「ひとり」になった場合の孤独感もあるだろうし、たとえ周りに誰かが一緒にいたとしても、今の気持ちを誰にもわかってもらえないと感じるかもしれない。

人が亡くなったあとというのは、さまざまな手続きやお葬式などで忙しい。悲しみが押し寄せるのは、お葬式を終えて、親戚も近所の人も帰り、友人からのメッセージも途絶えはじめたころだろう。しかし、そのころにはあなたは普通の生活に戻ることを社会から求められる。たいていの人は仕事に復帰し、まるで何もなかったかのように生活することになるし、そうしなければいけないと感じるだろう。もし、あなたがいつまでも悲しんでいたら、周りからは思わぬ言葉を聞くことになるかもしれない。「いつまでも泣いていたら、○○（亡くなった人）が悲しむわよ」「もっと前向きにならないとだめよ」「何年も一緒にいられたんだからありがたく思わないと」「○○は苦しみから解放されたんだから良かったじゃないの」「あなただけじゃないんだから元気出して」

相手は励ましのつもりでかけた言葉だろうが、あなたは自分の気持ちをわかってもらえないことに驚き、ますます孤独感を募らせることになるだろう。

本来、グリーフは社会的な過程である。グリーフを乗り越えるためには、家族や友人、同僚や近所の人々など、周りからのサポートが必要なのだ。しかし現代社会ではそのサポートが欠けているため、本人の孤独感は強まってしまう。

また、グリーフの過程はひとりひとり違うので、理解するのが難しい。たとえば、夫を亡くした未亡人同士でもグリーフは異なる。故人の亡くなり方や年齢など、さまざまな要素がグリーフに影響を及ぼすからだ。そして、亡くなった人との関係やあなたの性格も影響する。だから、子どもを亡くした両親であっても、それぞれグリーフの反応が違うというのは、ごく普通のことなのだ。

アメリカ人の作家ウィラ・キャザーが言うように、他人の心は、それがどんなに自分自身の近くにあったとしても、「暗い森（dark forest）」のようなものなのだ。人の心は根本的にはわからない。どんなに優れたセラピストであっても、である。

ショックと否定

兄が三四歳で亡くなったとき、私はアメリカにいた。東京の実家に電話すると、母は淡々と状況を説明した。兄は夜中、眠っているときに亡くなり、ベッドに横たわっている状態で発見されたこと。今もベッドに横たわっていて、葬儀屋さんが来ていること――。母の口調があまりにも冷静だったので、私は逆に心配になった。すると母はこう言った。

「大丈夫よ、死んだと思ってないから。ベッドで寝ているくらいにしか思ってないの」

それまで健康だった人が突然死んだのだから、あまりにもショックが大きかったのだろう。母は兄が「ベッドで寝ている」のだと、死を否定することによって、その場を乗り切っていたのだ。

これは、衝撃的な出来事があったときに起こる典型的な「ショックと否定」の反応である。末期の病気を宣告された患者さんの場合と同様に、このような反応は一時的なもので、やがて人は現実を受けとめるようになる。もっと正確に言えば、現実を受けとめざるを得なくなるのだ。母の場合もお葬式が終わるころには、兄の死を現実として受けとめていた。

アメリカ人作家のジョーン・ディディオンは『悲しみにある者』で、長年連れ添った夫を亡くしたのちの一年間を振り返っている。夫が心臓発作で亡くなったあと、しばらくの間、ジョーンは「摩訶不思議な考え（magical thinking）」をしていたと語っている。たとえば、彼女は亡くなった夫の靴を捨てることができなかった。彼が帰ってきたときに靴がないと困ると思ったからだ。そして夫の臓器提供を拒否した理由も、臓器がなければ彼は生き返ることができないと感じたからだった。

このように「死んだ人がもしかしたら帰ってくるかもしれない」という感覚は、グリーフの症状のひとつだ。愛する人の死を、頭では理解していても、心では受けとめられていないのである。

では、長年病気を患っている人が亡くなった場合はどうだろう？ 突然死と比べれば、家族には心の準備をする時間があるように思う。しかし、そのような場合でも、死が実際に起こったときにはやはりショックであり、「信じられない」という気持ちは多少なりともあるものだ。「家族を失うことの『心の準備』なんてできない」という言葉を、私は今までに何度、患者さんの家族から聞いたことだろうか。

怒りと悲しみ

なぜ大切な人が死ななければいけなかったのか⁉

もしあなたが、どこにぶつけていいのかわからない怒りを抱えているとしたら、それはあなたが意地の悪い人間になってしまったからではない。むしろ、グリーフを体験しているすべての人が、何らかの怒りを抱えていると言っても過言ではないだろう。それほど怒りとは、グリーフにおける普通の反応なのだ。そしてあなたの怒りはさまざまな方向へぶつけられる。医療関係者に向けられることもあれば、亡くなった人や自分自身に向けられることもある。

私がアメリカのホスピスで働いていたとき、同僚にナオミというマッサージセラピストがいた。彼女にはエリスという旦那さんがいて、彼はパーキンソン病を患っていた。長年の闘病生活の末エリスが亡くなったのは、ナオミが退職した翌年のことだった。

「退職してから一緒にたくさん旅行する予定だったの。いつまでもふたり歩んでいく姿を想像していたわ……。それができなくなったことに怒りを感じるの」

エリスの死後、ナオミはこう言った。それはエリスに対しての怒りなのだろうか？

「ええ、そうよ。パーキンソン病になったのも、死んでしまったのも彼のせいじゃないことはわかっている。それでも怒りがあるの」

ふたりは高校時代からのつき合いで、エリスはナオミにとって最愛の人だった。彼に先立たれてしまった悲しみが、怒りとなって表れたのだろう。

他にもこんな話がある。先日、息子さんを末期がんで亡くした女性と話をしたときのことだ。八〇代の彼女は、がんを二度経験したという。それなのに、なぜ自分は助かって、息子は助からなかったのか。納得がいかないと彼女は言った。

「息子のがんを早期発見できなかった医者が許せない！　もっといい医者だったら息子は死なずにすんだ！」

彼女は怒りを露わにし、「代われるものなら代わってあげたかった」と声を上げて泣いていた。末期の患者さんの場合と同じく、怒りの奥底には悲しみや苦悩が隠されているのだ。

不安と恐怖

イギリス人の作家C・S・ルイスは妻の死後、「グリーフが恐怖とよく似ているとは、誰も教えてくれなかった」という有名な言葉を残した。彼は妻の死に際し、心の動揺や不安が、恐怖の感情と同じだと思ったのである。

グリーフのときに私たちが恐怖を感じる理由のひとつは、大切な人を失うことで自分の死への認識が高まることにある。自らの「死すべき運命」を否定することができなくなるし、他の家族もいつか失うという事実からも逃れられなくなるのだ。中には、自分はこれからどうなってしまうのだろう、という漠然とした不安に襲われる人もいる。新しく果たさなければいけない責任や役割に、圧倒されることもあるだろう。

希望

「今日妻と会うことができない、という事実は受けとめることができる。でも、彼女と一生会えないという事実を受けとめることはできない」

妻を亡くした七〇代の男性の言葉だ。愛する人にもう一度だけでも会いたいという強い望み。これもまた、グリーフで起こる自然な感情だ。その感情は、故人を探したり、名前を呼んだりするという行動に表れる場合もある。中には死んだ人が見えたり、声が聞こえたりするという人もいる。

私も愛犬が他界してから数カ月後、そのようなことがあった。いつも連れて行っていた山林に行ったとき、気づくと死んだ犬の名前を何度も呼んでいたのだ。もしかしたら愛犬が戻ってくるかもしれない。そうであってほしいという強い願いからだったのだろう。この感覚は、「ショックと否定」でも紹介した。死んだ人が帰ってくるかもしれないという気持ちや、まだ生きているような感覚は、その人にどうしても会いたいという切実な想いが引き起こす現象なのだろう。

また、故人のことを忘れられたくないという想いもある。それは、その人の思い出や生きた証を残したいという希望だ。忘れないでいることで彼らは、私たちの心の中で生き続けることができるのだから。

後悔は避けられない

後悔のない見送り。それは、誰もが望むことだろう。しかし、どんなに献身的に介護をしている人でも、後悔がどこかのタイミングで湧き上がってくるものだ。介護中に感じる人もいるし、患者さんの死後しばらくしてから後悔に悩まされる人もいる。

七五歳の八牧慶太さんは、奥さんの千恵子さんを一〇年間自宅で介護していた。彼女は若いときに膠原病《こうげんびょう》と診断され、長い間、闘病生活をしていたのだ。私は何度か八牧さん宅を訪問したが、そのたびに慶太さんの献身的な介護に心打たれた。慶太さんは疲労を隠せないでいたが、それでも千恵子さんのためにできる限りのことをしていた。彼は、彼女に痛みがあるときには優しく唄ってあげていたという。セッション中に彼が唄うと、彼女はいつも嬉しそうに微笑むのだった。

千恵子さんの最後の願いは、家で死ぬこと。病院嫌いだった彼女にとっては切実な願いだった。そして、慶太さんはその願いを叶えてあげることができたのである。

千恵子さんの死から数カ月後、慶太さんと会う機会があった。私は、そのとき彼が口にした言葉が忘れられない。

「もっと何かしてあげたかった。そう後悔しているんです。あれもしてあげればよかった、これもしてあげればよかったって、そんなことを考えてしまう……」

あんなにも献身的に介護していた慶太さんでさえ、後悔の気持ちに悩まされている。

そのとき私は、後悔はグリーフにおいて避けられないものなのだと再確認した。

さまざまなグリーフの症状

グリーフとは常に水面下にあるものだ。周りにはわからないし、自分でも気づいていないこともあるが、ちょっとしたきっかけで浮かび上がってくる。そして、グリーフは私たちの心だけではなく、体や思考にも影響を与える。今までに挙げた以外のさまざまな症状を以下に紹介しよう。

✓　物忘れが激しくなる（例：頻繁に鍵をなくす）
✓　何か言いかけて、忘れてしまう
✓　物事に集中できない

✓　たくさんの人と一緒にいても寂しくなる
✓　あふれ出すような気持ちに圧倒される
✓　理由もなく泣き出す
✓　何も感じない（無感覚・無感情）
✓　自分の一部を失ってしまったような気持ちがする
✓　過去のグリーフがよみがえってくる
✓　テレビや映画を見ていたり、本や新聞を読んでいるときなどに突然イライラしてしまう
✓　お正月、誕生日、結婚記念日、母の日、父の日などに大切な人を亡くしたという気持ちでいっぱいになる
✓　気持ちが落ち着いた時期が続いたかと思うと、突然理由もなく憂うつになる
✓　夫婦、兄弟姉妹、親子などを見ると亡くなった人を思い出し、突然悲しくなる
✓　懐かしい場所に行ったり、亡くなった人がつけていた香水のにおいなどをかいだりすると、突然悲しくなる
✓　懐かしい曲を聴くと、寂しくなる

✓ 周囲の人が自分の苦しみに気づかないことに驚いてしまう
✓ 亡くなった人の写真を思いがけなく見つけると、心が揺さぶられてしまう
✓ 人生が虚しく感じ、意味がないものに思える
✓ 亡くなった人が頻繁に夢に出てくる
✓ 体がだるく、疲れやすい
✓ 夜眠れない
✓ 食欲の変化（体重の増減）
✓ 体が痛い
✓ どんなに休んでも疲れる（疲れがとれない）
✓ 楽しいことをすると、罪悪感がある
（例：〇〇は死んでしまったのに、自分だけ楽しい思いをしては申し訳ない）
✓ 大切な人が死によって苦しみから解放されたことにほっとしている
（そして、そう思う自分に罪悪感を覚える）
✓ 大切な人の死を防げなかった自分に罪悪感を抱く
（例：もっと早く病院に連れて行けば〇〇は死ななかったかもしれない）

✓ 今までやっていたことに興味がなくなった
✓ 忙しく予定を立てて、悲しみをまぎらわせようとしている
✓ 亡くなった人が死に至った過程を何度も人に説明してしまう

このリストからもわかるように、グリーフの症状は幅広く、人それぞれ異なる。グリーフに解決方法はないし、薬で治せるものでもない。悲しみを避けるために忙しくして気をまぎらわせたり、お酒を飲んで忘れようとしたりする人もいるが、そのような行為は逆に回復を遅くしてしまう。
グリーフとは、避けて通れない過程であることを知ってほしい。それを乗り越えていく過程に近道はないが、ここではそのためのヒントをいくつか紹介したい。

〈ヒント1〉最初の一年は大きな決断をしない
大切な人を失ったあとは、冷静に物事を考えるのが難しい。だから、しばらくの間は大きな決断をしないことをおすすめする。家を売る、引っ越す、仕事を変えるなど、家族の死後には大きな決断を迫られる場合があるが、できることなら一年は待ったほ

うがいい。

また、遺品をどうするかという決断もすぐに行わないほうがいいだろう。もう使わないと思って捨ててしまったり、寄付したりしたあとで、やっぱり取っておけばよかったと後悔する家族が多いからだ。衣類もすぐに洗濯せず、しばらくはそのままにしておく。衣類には亡くなった人のにおいが残っているので、それだけでもその人が近くにいるような気持ちになり安心する人もいるのだ。物を処分することはあとからいくらでもできるので、すぐに行わなくてもいいのであれば待ったほうがいいだろう。

〈ヒント2〉自分に優しくする

グリーフとは、想像以上に肉体的にも精神的にも疲れる過程なので、すぐにもとの生活に戻れないのは当たり前だ。何よりもセルフケア（自分を思いやること）を忘れないようにしてほしい。健康的な食事、十分な睡眠、適度な運動。この三つを心がけるのだ。

誕生日、結婚記念日、お正月、クリスマス、母の日、父の日などの記念日やイベントごとは、特につらいかもしれない。行事には無理に参加せず、自分に優しくすることを優先して考えていい。あらかじめ他のことをするように計画を立てるのもいいだろう。自分の気持ちに素直になって、やりたいと思ったことだけをする。それは決して自分勝手になっているのではなく、グリーフを乗り越えるために必要なことなのだ。あなたが自分に優しくすることは、あなたを大切に想う人たちへの優しさに変わりない。

〈ヒント3〉感情を殺さない——音楽を使ったセルフケアについて

グリーフの過程において、気持ちを表現することはとても大切だ。悲しみも苦しみも、なんらかの形で表現することではじめて解放され、回復へ向かうことができる。そのために言葉だけでなく、音楽やアートを用いることをおすすめする。ただ、これまでにも見てきた通り、音楽への反応はひとりひとり違う。誰もがリラックスできる音楽がないように、これを聴けば誰もが悲しみを乗り越えられるという音楽はない。

簡単なアプローチとして、まずは自分が聴きたい音楽を聴いてみるといいだろう。心が落ち着く音楽、リラックスできる音楽、気持ちに寄り添ってくれる音楽、エネルギーを与えてくれる音楽、故人が好きだった音楽など、自由に選ぶのだ。

音楽は感情を刺激するので、聴きながら感情が湧き上がることもあると思う。その場合は、気持ちを無視したり押し殺したりするのではなく、そのままますべてを感じて受け入れてみよう。涙をこらえる必要はないし、気持ちを変化させる必要もない。あなたが経験しているのは、ごくごく普通で自然なグリーフの過程なのだ。

音楽を聴くだけではなく、楽器を弾いたり歌を唄ったりするのもいいだろう。以前働いていたアメリカのホスピスでは、遺族へのサポートとして打楽器や歌を用いた音楽療法を行っていた。グリーフの過程で経験する気持ちは、言葉にならないことが多い。それを音楽で表現するというのは、心の回復を促すのだ。

私の母は、兄の死後しばらくしてバイオリンを習いはじめたし、父は俳句をつくることに専念するようになった。これらの創造的表現が、息子の死を乗り越える上で大きな役割を果たしたように思う。

〈ヒント4〉周囲にサポートを求める

グリーフになっているとき、周りのサポートは欠かせない。でも、周りはどのようにあなたをサポートしていいかわからないことが多いので、具体的にどうしてほしいのかを伝えたほうがいい。たとえば、話を聞いてほしいとか、法事の準備を手伝ってほしいとか、家の片づけを手伝ってほしい、など。あなたが今どういう気持ちで、何を必要としているかがわかれば、周りもサポートしやすくなる。

あなたはひとりではない。自分の気持ちをひとりで抱え込まず、信頼できる人に打ち明けてみよう。家族や友人といるときに、亡くなった人の話を避ける必要はまったくない。周りはあなたに気を使って故人の話を避けるかもしれないが、あなたから話をはじめることで、相手も故人の話をしても大丈夫だと思えるはずだ。

ちなみに、故人が死に至った過程を何度も繰り返し話すというのも、グリーフの症状のひとつである。病気を悟ったころから今に至るまでの経過や、そのときの気持ちなどを何回も語っている自分に気づくときがあると思う。これが実は、グリーフの過程において重要な役割を果たす。ショックな出来事があったとき、それを受けとめて前に進むまでには果てしなく時間がかかる。そんなとき、誰かに話をすることによって、受け入れたくない出来事を少しずつ受け入れることができるようになるのだ。

周りの人にお願いしたいのは、「もうその話は聞いた」「あなたの気持ち、私にもわかるよ」などと言わずに、何度でも、ただ親身に耳を傾けてほしいということである。

喪失を経験した人の気持ちは、自分には想像できないという前提で話を聞いてみるのだ。彼らが最も必要としているのは、死に逝く人が求めるものと同じで、ありのままの気持ちを受けとめてくれる人の存在である。

〈ヒント5〉同じような経験をした人と知り合う

同じような経験をした人たちと知り合うことも、心の支えになることが多い。配偶者を亡くした人、子どもを亡くした人、それぞれにしかわからない気持ちがある。似たような経験をした人とつながることができるのは、とても心強いことだろう。

兄を亡くしたあと、同僚の言葉に励まされたことを思い出す。彼女も若いときにお兄さんを亡くした経験があり、その当時を振り返ってこう言った。

「兄が死んだことよりも、子どもを失った両親の姿を見ることがつらかった」

それは、私の心境そのものだった。おそらく、きょうだいを失った人にしかわからない気持ち。この複雑な感情をわかってくれる人がいるということと、このような経験をしているのは自分だけではない、という事実に勇気づけられた。

アメリカのホスピスでは必ずグリーフカウンセラーがいて、患者さんの死後、家族のケアにあたる。各都市にはグリーフサポートグループがいくつもあり、同じような喪失を経験した人同士が支え合うシステムができている。日本ではこのようなサポートが少ないが、今後、増えていくことを願わずにはいられない。

〈ヒント6〉複雑なグリーフは専門家に頼る

そして、ときには専門家のサポートを求めることも大切だ。普通のグリーフは時間が経つごとに少しずつよくなっていくが、複雑なグリーフの場合は、時間が経っても症状が改善されず、余計にひどくなっていく場合もある。グリーフとはローラーコースターのようなもので、悲しいときもあれば、うれしさや幸せを感じる瞬間もある。しかし、グリーフが複雑な場合は、普通の生活を送ることさえ難しくなるのだ。

この章の主な焦点は病気で家族を失った場合のグリーフだが、自殺や他殺による死や、事故や災害で多くの人を同時に失った場合などは、当然、グリーフもかなり複雑になる。たとえ家族を病気で失ったとしても、あなたが以前に複雑なグリーフを経験したことがある場合や、故人との関係がこじれていた場合、あるいはもともとの精神状態などによって、複雑になる場合もある。自分も一緒に死にたかったなどと思ったり、人を信頼できなくなったり、月日が経っても故人の死を認めることができなかったりすることもあるだろう。もしかしたら、亡くなった人の死を自分のせいだと思ってしまうかもしれない。このような症状がある場合は、いち早く専門家の助けを求めてほしい。

二、遺される子どものグリーフについて

大切な人を失ったとき、子どもも大人と同じようにグリーフを経験することを知っているだろうか？　考えてみれば当然のことなのだが、このことはあまり知られていないように思う。子どもたちもあなたと同様にグリーフになっていることを理解し、サポートをすることが大切だ。

大人のグリーフと比べ、子どものグリーフは複雑化しやすい。家族を失ったあと、子どもは大人と同じようにさまざまな感情を抱くが、子どもはその複雑な感情を的確に表現する言葉を持っていないため、気持ちが行動に出てしまいがちだ。グリーフを乗り越えられなかった子どもは、のちに非行に走ったり、登校拒否やひきこもりになったりする場合もある。周囲の大人の反応によって、子どものグリーフの過程は大きく変わる。

では、大切な人を亡くした子どもたちに、大人はどう接したらいいのだろう？

なるべくシンプルに真実を伝える

子どもに対して、家族の病気や死について本当のことを教えない大人は多い。それは、子どもにつらい想いをさせないための、配慮の気持ちからだろう。でも、子どもは私たち大人が考えるよりも直感が鋭く、何かおかしいとすぐに気づくものだ。正しい情報を与えないことで、子どもは現実よりも悪いことを想像し、不安になってしまうことがある。

たとえば、お母さんが死んだからお父さんも死んでしまうのではないか。「がん」は感染する病気なのだろうか。ならば自分も死んでしまうのか、など。家族の死後、自分の死や周りの人の死への認識が高まると先述したが、これは子どもにも言えることだ。子どもの想像力は果てしないものなので、だからこそ、正直に話をする必要がある。

どのような言葉を使って説明するかは、その子の年齢や発達度合によって異なる。ただ、総じて言えることは、抽象的な言葉は用いないほうがいいということだ。「おじいさんは眠っているのよ」、「神様がパパを連れて行ったのよ」というようなフレーズは、子どもを混乱させる。子どもは言葉を文字通り受けとめる傾向があるため、「おじいさんは眠っているのなら、いつか起きるだろう」と考えたり、「神様がパパを連れて行ったのなら、次はママが連れて行かれるかもしれない」と心配したりするのだ。子どもの悲しみを和らげるために、「星になった」とか「天国へ行った」という言い回しをしたくなる気持ちはわかるが、ここはあえて正直に、「死」という言葉を用いたほうがいいのだ。

幼い子どもに死を説明する際の一例を挙げてみよう。

「○○は死んだの。人が死ぬと、心臓が止まって、呼吸をしなくなるの。体がもう必要なくなったっていうことなのよ」

子どもにとって理解しづらいのは、死の永続性だ。だからこそ、これらのことは繰り返し話す必要がある。忘れてはいけないのは、同時に、家族の死後も生活はこれまで通り続いていくことを伝えることだ。子どもの日常が保証されることを示してあげることは、彼らにとっても安心感につながるのだ。

子どものせいではないと伝える。そして、亡くなった人の話を避けない

身近な人が死んだとき、子どもは自分のせいだと思うことがよくある。「私がいい子だったらお母さんは死ななかった」とか、「私が弟をいじめなければ、弟はまだ生きていたかもしれない」と考えるのだ。

そのような思考が、子どもに悪い影響をおよぼすのは言うまでもない。大切な人が死んだのは、子どものせいではないことを伝えてほしい。

また、人が亡くなったとき、周囲の大人は死んだ人の話を避けようとする。これも子どもを守りたいという気持ちからだと思うが、逆効果になる。子どもは、死んだ人が忘れられてしまったと感じるだろう。大人と同様に、子どもも大切な人を忘れてほしくないという希望を持っているのだ。それに、故人の話を避けることは、子どもから死について質問したり気持ちを表現したりする場を奪うことになりかねない。

ショックを与えないために、お葬式やお通夜に子どもは参加させないほうがいいのでは？　と考える人もいるようだ。しかし、このような場があるからこそ、子どもは大切な人にきちんとお別れすることができる。無理に参加させる必要はないが、子どもが自分で決められる年齢であれば、本人にどうしたいか聞くといい。あらかじめお

葬式がどういうものなのか説明しておけば、子どもも安心できるだろう。亡くなった人への最期の贈り物として、子どもが書いた絵や手紙、故人と一緒に撮った写真やおもちゃをお棺に入れることも、子どもがお別れをする手助けとなる。

気持ちを言葉で表現するのが難しい子どもにとって、音楽やアートを用いるのは効果的だ。話をするときには、紙やクレヨン、粘土、楽器など、彼らが興味を示すものを用意しておくといいだろう。遊びの要素を取り入れることで、子どもはリラックスしながら気持ちを表現することができる。亡くなった人の話を避けるのではなく、その人のことやグリーフについて子どもと話し合うことこそ、周りの大人の役目だ。

何においても、子どもたちが自分の気持ちを安心して表現し、死やグリーフについて質問できる環境をつくることだ。そのためにも、まずは私たち大人がグリーフを理解し、受けとめることが必要だろう。

思春期の子どものグリーフ

幼い子に限らず、思春期の子どもたちのグリーフも複雑だ。彼らはただでさえ難しい年ごろで、子どもでもなければ大人でもない。

大切な人の死後、思春期の子どもたちは遺された家族のために「強くならないといけない」というプレッシャーを感じたりする。周りからも、「お父さんを支えてあげてね」「妹のためにもしっかりしないとだめよ」というような言葉をかけられるだろう。そのため、彼らは亡くなった人の死を十分に悲しむことができなくなるのだ。

このような背景もあり、思春期の子どものグリーフは行動に表れがちだ。成績が落ちたり、学校で問題を起こしたり、非行に走ったり、登校拒否になったりすることもある。周りも本人も、その行動がまさかグリーフによって引き起こされたものだとは気づかないことが多い。

この世代の子どもたちにできることはシンプルだ。「悲しんでもいい」ということを、教えてあげればいい。グリーフにはさまざまな感情があって、それは避けて通れないもので、今感じている気持ちがどんなにつらくても、いつか必ず変化する――。そういうことを、周りの大人たちから伝えてあげてほしいのだ。

大切な人を失った子どもは、人生の過程の中で何度もグリーフを経験する。卒業式、就職、結婚式、出産など、人生における大きな出来事を経験するたびに、亡くなった人のことを思い出すからだ。しかし、これは彼らのグリーフが解決していないことを意味するのではない。その悲しみは、彼らの成長過程においてあくまでも普通のことであり、そのたびに素直に悲しむことで、彼らは何度でもそれを乗り越え、強く、未来へと歩んでいけるのだ。

グリーフは「克服する」ものではなく、「乗り越えていく」もの

心の傷は目に見えないだけで、体の傷と似ている。最初は血が止まらず痛いが、そのうち、かさぶたができる。私の腕には、中学生のころに転んでできた傷がある。今でも他の皮膚と色は違うし、触った感触も違う。グリーフも同じように、時間が経つにつれ痛みは減っても傷跡は消えない。大切な人が占めていた心のスペースを埋めることはできないのだ。つまり、グリーフとは「克服する」(get over) ものではなく、「乗り越えていく」(get through) ものと言える。

その過程において、あなたはたくさんのつらい日々を経験するだろう。まるで先の見えない真っ暗なトンネルを、ひとり歩いているような気持ちになるときもあると思う。もう二度と人生を楽しむことができないのでは、とさえ感じるかもしれない。そんなときは思い出してほしい。トンネルの先には必ず明かりがあることを。

悲しみとの向き合い方がわかるようになってきたころ、あなたにも少しずつ心境の変化が訪れると思う。それまでグリーフに費やしていたエネルギーを他のことに注げるようになる。気をまぎらわせるために忙しくしているのとは違って、心から喜びを感じることができる。たとえそれがひと時であっても、そう感じる時間は徐々に長くなっていくはずだ。

「強く愛することができる人だけが、大きな悲しみを経験する。しかし、その愛こそがグリーフを乗り越える力となる」

ロシア人の小説家トルストイが語ったように、喪失の悲しみから前進するための原動力は、あなたの故人への愛情なのである。

いつか、亡くなった人が遠くへ行ってしまった感覚から、むしろ自分の一部だと感じるようになるだろう。もう二度と会うことはできなくても、心の中にその人を見つけることができる。そのとき、あなたには笑顔が戻るはずだ。思い出されるのも、彼らとの悲しい思い出ではなく、楽しい記憶になる。

こうして大切な人は、あなたの中で生き続けていくのだ。

おわりに

この本を手にしてくださる方の多くは、これから見送りを経験する家族か、すでに見送りをしたことのある遺族、あるいは自分自身が見送られる患者さんなどだろう。中には医療従事者の方もいるかもしれない。いずれにせよ、家族の死や自らの死と向き合うことは、それに関わるすべての人にとって危機と言える。それも、家族からすれば人生最大級の危機だ。

そんな危機的状況にもかかわらず、多くの家族は周囲から、「寄り添ってあげてください」というような漠然とした助言しかされてこなかった。しかし、「寄り添う」とはどういうことだろうか？　何をすれば「寄り添えた」ことになるのだろうか？　その答えを教えてくれる人は、いなかったように思う。

患者さんに限らず、危機において私たちに最も必要なのは、共感して話を聞いてくれる人の存在と現実に役に立つ知識だ。それがあればこそ、人間が本来持っている力は引き出されるし、困難を乗り越えることもできる。この過程を英語ではエンパワーメント（empowerment）というが、それはセラピーにおいて重要なプロセスとなる。

ただ、残念なことに、日本国内の医療ではこのような考え方は十分に浸透していない。患者さんや家族の心のケアは置き去りにされたままだし、医療従事者自身も、患者さんや家族とどのように「死」について話し合えばいいのか、明確な答えを持ち合わせていないことがほとんどだ。医師や看護師によっては、患者さんや家族を動揺させまいと、患者さんに起こり得る身体的・精神的変化についてなど、必要な情報を率直に伝えない（あるいは伝え方がわからない）こともある。結果的に家族は途方に暮れ、死を前に不安になることが多い。

……悲しいすれ違い、とでも言えばいいのだろうか。それぞれ最善を尽くそうとしているのに、みんな別の方向を向いてしまっているために、患者さんと家族の間だけでなく、医療従事者と患者さんや家族の間にも、たくさんのすれ違いが生じてしまっている。そんな状況の中で、多くの人が死を迎えてきたのだ。だから私はこの本を書いた。死に逝く人とともに歩む、あなたに向けて。

患者さんが私たちに何よりも求めているもの——それは、ありのままの自分を受け入れてもらうことだろう。もちろん、家族にとって必ずしも簡単なことではない。私たちにできるのは、患者さんの立場に立ってその気持ちをわかろうとする努力、それだけである。でも、それこそが本来の意味での「寄り添う」ということなのではないだろうか。

ところで、音楽療法において重要なことはなんだろう。ピアノを上手に弾けたかどうか、歌が上手に唄えたかどうか……だろうか？

大切なのは結果（product）ではなく、過程（process）だ。ピアノを上手に弾けたかどうか、というのはあくまでも結果。それよりも、ピアノを弾くことを通じて学んだことや経験したことに大きな意味があると、私たちセラピストは考える。

見送りも同じだ。あなたがどれほど一生懸命介護しても、「愛する人の死」という結果を防ぐことはできない。誰にとっても死は平等なのだから。

しかし、結果は変えられないとしても、そこに至る過程はいくらでも変えられる。

患者さんと過ごした最後の時間は、あなたの中に一生残る。大切な人とのお別れは言うまでもなく悲しいが、それは一回きりだからこそ、あなたにとっても、患者さんにとってもかけがえのない時間となる。だからどうか、目の前の患者さんと向き合い、その存在を受けとめてあげてほしい。その貴重な経験は、あなたの人生を変えるほど価値あるものになるかもしれない。

帰国して以来、私は本当に多くの方に活動を支えていただいた。特に、青森慈恵会病院のみなさんと三輪医院（横須賀）のスタッフの協力なしにこの本はなかった。本当にありがとうございました。執筆にあたり編集を担当してくれた天野潤平さんとポプラ社のみなさんにも、心から感謝の意を表したい。

最後に、これまで出会った患者さんやご家族に心よりの感謝を。彼らが私に教えてくれたことは、あまりにも大きい。彼らの教えが、あなたが歩むこれからの道のりに光を灯すことを願って。

佐藤由美子

参考文献

・ウィリアム・ウォーデン、山本力監訳（２０１１）『悲嘆カウンセリング――臨床実践ハンドブック』誠信書房
・エリザベス・キューブラー・ロス、鈴木晶訳（２００１）『死ぬ瞬間――死とその過程について』中公文庫
・カール・ロジャース、諸富祥彦・末武康弘・保坂亨訳（２００５）『ロジャーズが語る自己実現の道』岩崎学術出版社
・ジョーン・ディディオン、池田年穂訳（２０１１）『悲しみにある者』慶應義塾大学出版会
・ソギャル・リンポチェ、大迫正弘・三浦順子訳（１９９５）『チベットの生と死の書』講談社
・朝日新聞 迫る２０２５ショック取材班（２０１６）『日本で老いて死ぬということ――２０２５年、老人「医療・介護」崩壊で何が起こるか』朝日新聞出版
・勝俣範之（２０１５）『医療否定本の嘘』扶桑社
・萬田緑平（２０１３）『穏やかな死に医療はいらない』朝日新書

・C. S. Lewis (2016). *A Grief Observed (English Edition)*, CrossReach Publications.
・Erik H. Erikson (1998). *The life cycle completed (Extended Version)*, W. W. Norton & Company.
・H.P.Lovecraft (2016). *Supernatural Horror In Literature (Annotated) (English Edition)*, SonicMovie.net.

・Kent Nerburn (Ed.) (1999). *The Wisdom of the Native Americans*, New World Library.
・Leo Tolstoy (1973). *Childhood, Boyhood, Youth (Classics)*, Penguin.
・Maggie Callanan and Patricia Kelley (1992). *Final Gifts*, Bantam Books.
・Robert N. Butler, Trey Sunderland, & Myrna I. Lewis (1998). *Aging and Mental Health: Positive Psychosocial and Biomedical Approaches*, Allyn & Bacon.
・Russell E. Hilliard (2005). *Hospice And Palliative Care Music Therapy: A Guide To Program Development And Clinical Care*, National Hospice & Palliative Care Organization.
・Renee S. Katz & Theresa A. Johnson (2006). *When Professionals Weep: Emotional and Countertransference Responses in End-of-Life Care*, Routledge.
・Shirley Ann Smith (2000). *Hospice Concepts: A Guide to Palliative Care in Terminal Illness*, Research Press.
・Viktor E. Frankl (2015). *Man's Search For Meaning, Gift Edition*, Beacon Press.

ジャーナル

・Butler, R.N (1963). "The life review: An interpretation of reminiscence in the aged," *Psychiatry Interpersonal & Biological Processes*, 26, 65-76.
・Kerr CW, Donnelly JP, Wright ST, Kuszczak SM, Banas A, Grant PC, & Luczkiewicz

DL (2014). "End-of-life dreams and visions: a longitudinal study of hospice patients' experiences," *J Palliat Med*, 17(3), 296-303.
・Sato, Y (2011). "Musical life review in hospice," *Music Therapy Perspective*, 29(1), 31-38.

ネット記事

・アメリカで死亡した人のホスピス利用数について
NATIONAL HOSPICE AND PALLIATIVE CARE ORGANIZATION, *NHPCO Facts and Figures: Hospice Care in America.*
2012 Edition
http://www.nhpco.org/sites/default/files/public/Statistics_Research/2012_Facts_Figures.pdf
2015 Edition
http://www.nhpco.org/sites/default/files/public/Statistics_Research/2015_Facts_Figures.pdf
・アメリカにおけるホスピスケアの支払いについて
American Hospice Foundation, *FAQ: How is Hospice Care Paid For?*
https://americanhospice.org/learning-about-hospice/how-is-hospice-care-paid-for/

・終末期における人口栄養や水分補給について
American Hospice Foundation, *Artificial Nutrition and Hydration at the End of Life: Beneficial or Harmful?*
https://americanhospice.org/caregiving/artificial-nutrition-and-hydration-at-the-end-of-life-beneficial-or-harmful/

・緩和ケア（Palliative Care）について
World Health Organization, *Palliative Care*
http://www.who.int/mediacentre/factsheets/fs402/en/

・これから「見送り」をする家族に向けたパンフレット
緩和ケア普及のための地域プロジェクト（OPTIM）「これからの過ごし方について」
http://gankanwa.umin.jp/pdf/mitori02.pdf

佐藤由美子

さとう・ゆみこ

ホスピス緩和ケアを専門とする米国認定音楽療法士。バージニア州立ラッドフォード大学大学院音楽科を卒業後、オハイオ州シンシナティのMusic Therapy Servicesに所属し、ホスピスで10年間音楽療法を実践する。米国音楽療法学会誌“Music Therapy Perspectives”やオンラインジャーナル“Voices: A World Forum for Music Therapy”にて、音楽療法に関するさまざまな論文や記事を発表。アメリカ国内での学会で講義を行うとともに、地域ではドラムサークル、グリーフケア、ホスピス緩和ケア音楽療法など、さまざまなトピックに関するワークショップを行ってきた。2013年の帰国後、国内の音楽療法普及のために執筆や講演を行い、2015年からは青森慈恵会病院緩和ケア病棟でセッションを提供している。ブログ「佐藤由美子の音楽療法日記」は、現在ハフィントンポスト日本版とイギリス版に掲載中。All About Japanでも日本の文化に関する記事を執筆している。セッションでは主にピアノ、ギター、アイリッシュハープ、ネイティブアメリカンフルート、ウクレレ、ボイスを使用。著書に『ラスト・ソング——人生の最期に聴く音楽』(ポプラ社)がある。

ポプラ新書
116
死に逝く人は
何を想うのか
遺される家族にできること
2017年1月10日 第1刷発行

著者
佐藤由美子
発行者
長谷川 均
編集
天野潤平
発行所
株式会社 ポプラ社
〒160-8565 東京都新宿区大京町22-1
電話 03-3357-2212(営業) 03-3357-2305(編集)
振替 00140-3-149271
一般書出版局ホームページ http://www.webasta.jp/
ブックデザイン
鈴木成一デザイン室
印刷・製本
図書印刷株式会社

N.D.C.490/252P/18cm ISBN978-4-591-15321-5
日本音楽著作権協会(出)許諾第1614922-601号

「お迎え」されて人は逝く
終末期医療と看取りのいま

奥野滋子

「亡き母が手を握ってくれた」「夫と愛用車でドライブに行った」――これまで幻覚・せん妄として治療対象であった「お迎え」現象が、死生に向き合う貴重な過程として医療現場で注目されている。死を恐れ、痛みとたたかう患者に何ができるのか、緩和ケア医として2500人を看取った医師が終末期医療のあり方、死との向き合い方を問いかける。

死なないつもり

横尾忠則

「今いちばん関心のあることは命です。明日死んでもいいなんて、僕は思わない」「壊す勇気があるかどうか、完璧をめざさず、未完にすることで明日をつくる」——たえず世界を驚かせてきた美術家が80歳を迎えて語る、創作について、人生について。

生きるとは共に未来を語ること　共に希望を語ること

昭和二十二年、ポプラ社は、戦後の荒廃した東京の焼け跡を目のあたりにし、次の世代の日本を創るべき子どもたちが、ポプラ（白楊）の樹のように、まっすぐにすくすくと成長することを願って、児童図書専門出版社として創業いたしました。

創業以来、すでに六十六年の歳月が経ち、何人たりとも予測できない不透明な世界が出現してしまいました。

この未曾有の混迷と閉塞感におおいつくされた日本の現状を鑑みるにつけ、私どもは出版人としていかなる国家像、いかなる日本人像、そしてグローバル化しボーダレス化した世界的状況の裡で、いかなる人類像を創造しなければならないかという、大命題に応えるべく、強靭な志をもち、共に未来を語り共に希望を語りあえる状況を創ることこそ、私どもに課せられた最大の使命だと考えます。

ポプラ社は創業の原点にもどり、人々がすこやかにすくすくと、生きる喜びを感じられる世界を実現させることに希いと祈りをこめて、ここにポプラ新書を創刊するものです。

未来への挑戦！

平成二十五年　九月吉日　　株式会社ポプラ社